肢端推拿

强 华◎编著

Acral Tuina

上海交通大学出版社
SHANGHAI JIAO TONG UNIVERSITY PRESS

内容提要

本书深入浅出地介绍了肢端推拿这一独特医术的精髓。内容涵盖肢端推拿的起源、原理、技巧与特点,详细阐述了其通过刺激手、脚、头面部等部位来疏通经络、调和气血的方法。书中不仅提供了治疗疾病的具体推拿手法和流程,还收录了日常保健操,以满足不同读者的需求。此外,本书还包括一些肢端推拿案例分享,这些案例紧密结合所介绍的推拿手法和流程,详细展示了肢端推拿在不同病症及身体状况下的治疗与康复过程,以便读者可以更深入地了解和实践肢端推拿。书中还对肢端推拿的理论背景和发展历史进行了回顾。

本书适合对中医推拿感兴趣的读者,特别是希望了解和学习肢端推拿技巧的中医爱好者、推拿师、康复师及相关医疗从业人员阅读参考。同时,对于注重养生保健、寻求自然疗法的广大民众来说,本书也是一本不可多得的健康指南。

图书在版编目(CIP)数据

肢端推拿 / 强华编著. -- 上海 ：上海交通大学出版社，2025.8(2025.9重印). -- ISBN 978-7-313-33201-1

Ⅰ. R244.1

中国国家版本馆 CIP 数据核字第 20252L8L83 号

肢端推拿

ZHIDUAN TUINA

编　著：强　华			
出版发行：上海交通大学出版社	地　　址：上海市番禺路 951 号
邮政编码：200030	电　　话：021-64071208
印　　制：上海万卷印刷股份有限公司	经　　销：全国新华书店
开　　本：710 mm×1000 mm　1/16	印　　张：9.5
字　　数：169 千字	插　　页：4
版　　次：2025 年 8 月第 1 版	印　　次：2025 年 9 月第 2 次印刷
书　　号：ISBN 978-7-313-33201-1	音像书号：ISBN 978-7-88941-677-1
定　　价：98.00 元	

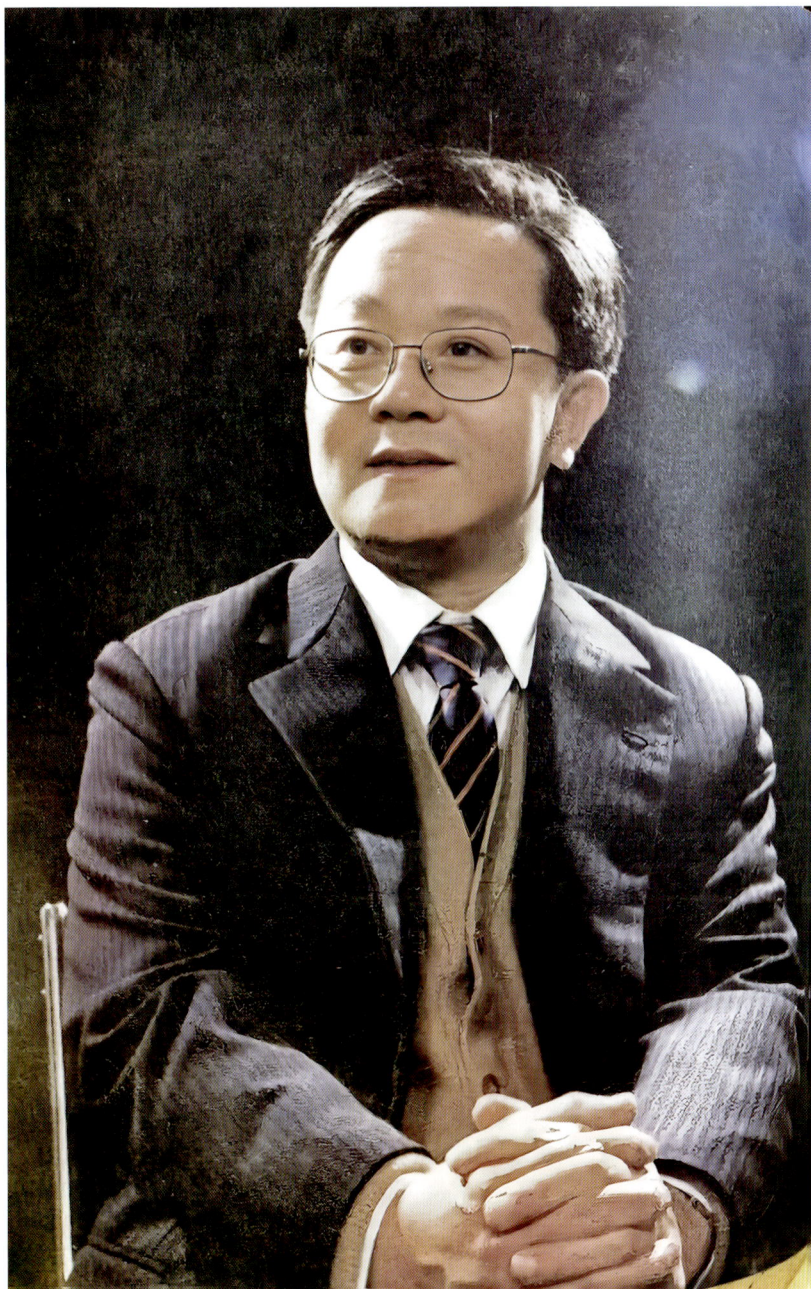

钱震华医师，家传肢端推拿的开拓者。

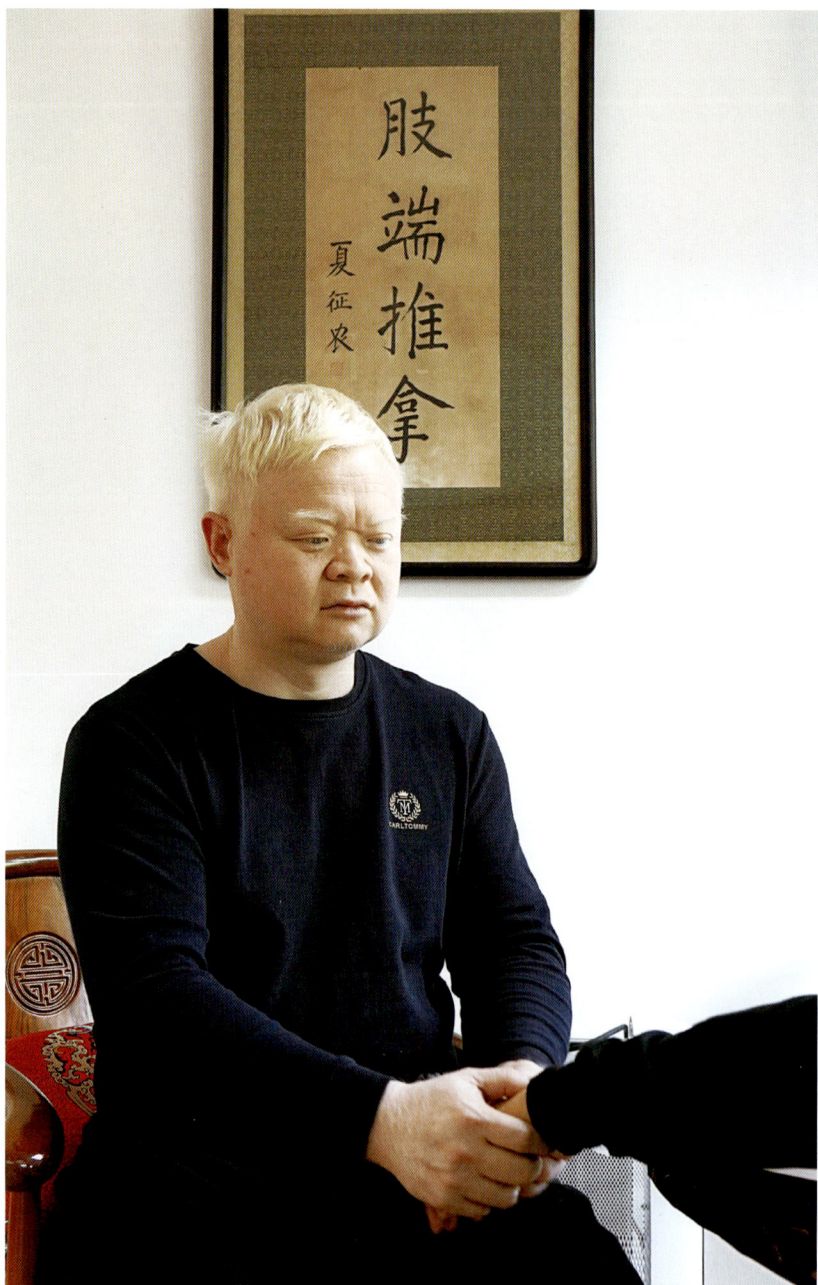

强华医师，肢端推拿技术传承人。（吴轶君拍摄）

肢端推拿头面部反射图

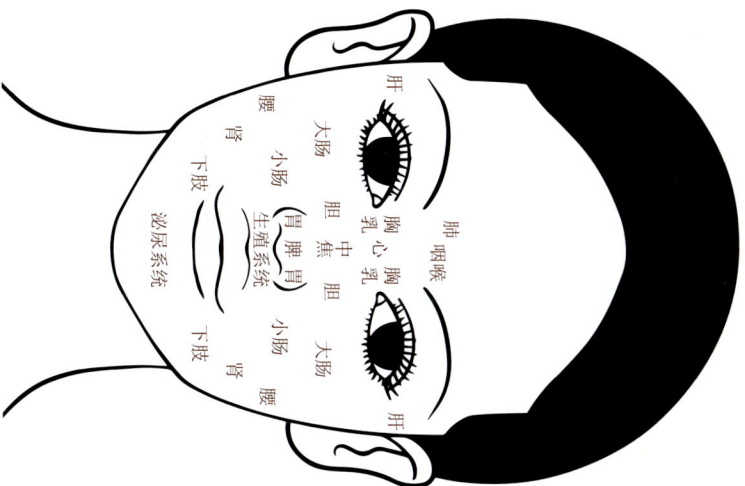

头部与身体部位对应关系

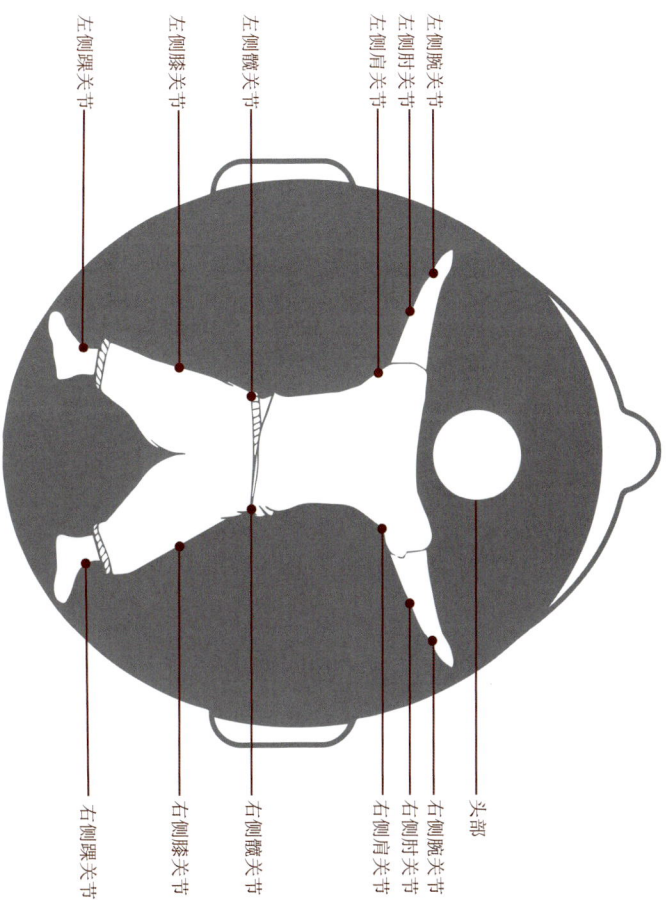

肺　咽喉
肝
胸心胸乳
大肠
小肠　中焦
胆
胃脾胃
胆
小肠
大肠
肾
腰
下肢
生殖系统
泌尿系统
下肢
腰
肾
肝

头部反射区

左侧踝关节
左侧膝关节
左侧髋关节
左侧肩关节
左侧肘关节
左侧腕关节

头部
右侧腕关节
右侧肘关节
右侧肩关节
右侧髋关节
右侧膝关节
右侧踝关节

肢端推拿手指反射图

心、小肠

肺、大肠

肝、胆

肾、膀胱

脾、胃

手指与五脏对应关系

踝关节

膝关节

上肢关节

髋关节

下肢关节

颈椎

胸椎

脊椎

腰椎

踝关节

膝关节

髋关节

上肢关节

腕关节

肘关节

肩关节

颈下段关节

颈上段关节

手指与身体部位对应关系

肢端推拿脚趾反射图

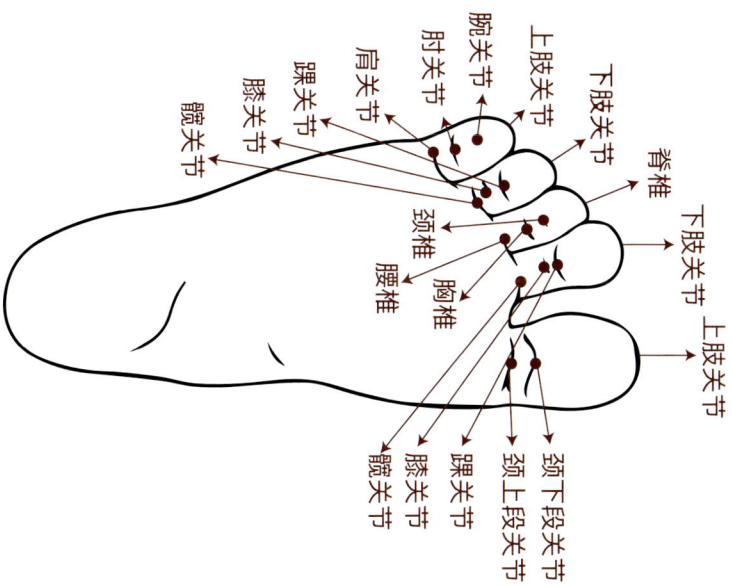

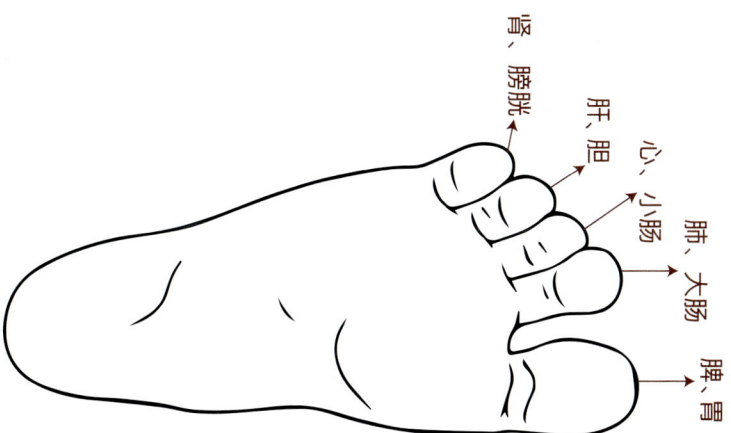

腕关节
上肢关节
肘关节
肩关节
下肢关节
踝关节
膝关节
髋关节
脊椎
颈椎
胸椎
腰椎
下肢关节
上肢关节
颈下段关节
颈上段关节
踝关节
膝关节
髋关节

肾、膀胱
肝、胆
心、小肠
肺、大肠
脾、胃

本书作者强华医师,是一位身残志坚的医务工作者。他自幼身患白化病,视力不到 0.1,在贫穷与困境中成长。作为下乡知青的后代,他历经生活的艰辛,却从未放弃对知识的渴望与对命运的抗争。为了谋生,他踏入中医推拿行业,以坚韧不拔的精神自学不辍,先后就读于山东济南特殊教育中等专业学校、泰山医学院及北京联合大学,最终获得了针灸推拿本科学历与行医证书,并于 2017 年在中国针灸推拿协会主办的第 4 届"中华好手法大赛"中荣获"中医推拿杰出人才奖"。2021 年,他还在网络评选的"当代国学影响力人物"中位列第二。

强华医师有幸成为钱震华医师的入室弟子,承蒙恩师悉心指导,学习肢端推拿技法。肢端推拿主要通过按摩被操作者的手指、脚趾、头面五官等部位,达到疏通经络、调和气血、改善局部血液循环、调节神经系统功能的效果。它还可作用于经筋循行的末梢区域,松解指(趾)及头面骨关节周围筋膜的粘连点或结聚病灶。该方法既可针对局部组织或器官的疾病进行辅助治疗,又能通过经络-脏腑关联实现对全身系统性疾病的整体调理,与传统中医推拿形成互补,且具有操作便捷、见效较快的特点。同时,肢端推拿融合了预防医学、临床医学、康复医学的理论,并结合心理疏导进行综合干预,兼具"法简效验"与"道法自然"的特色,体现了中医"返璞归真,天人相应"的理念,为绿色医学的实践提供了新思路,近年来逐渐被社会及患者认可并得以推广应用。

强华,以医师仁心矢志不渝地致力于肢端推拿的临床实践与推广。他坚信,世界虽给予他痛苦,但他愿将快乐与健康撒播人间。多年来,他坚持为患者提供精心的医疗服务,远赴偏远地区义诊,并积极探索肢端推拿的临床应用。

中医药是中华民族的瑰宝,传承创新发展是中医药工作者的使命。强华医师以感恩之心、谦卑之态,数十年如一日,为每一位患者带去希望与温暖。他的故事是励志的典范,他的临床经验是坚持与热爱的结晶。

  本书是强华医师多年肢端推拿临床实践经验的总结,相信读者一定能从中获益。

  是为序。

徐福生

原上海市新闻出版局局长

2025 年 7 月 20 日

序二

在源远流长的中华优秀传统文化宝库中,《黄帝内经》所蕴含的养生智慧犹如一颗历久弥新的明珠,熠熠生辉。其中记载的中医六艺之一的按跷术(见《素问·异法方宜论》),历经千载,仍在中医临床中发挥重要作用。而肢端推拿作为这一古老技艺的传承与创新,不仅跨越了文化的界限,融合了东西方医学的精髓,更在历代按跷术的基础上,发展出了一套独特且高效的推拿手法,为人们的健康保驾护航。按跷术的本质是"手足并用"的疗法体系(手按足跷),包含全身性操作,而肢端推拿作为现代推拿学的分支,在继承传统经络理论的基础上,形成了针对四肢末端的特色手法体系,主张局部影响整体的治疗思路。

肢端推拿作为推拿领域中的一种独特医术,根植于古人对生命健康的深刻理解与智慧之中。本书旨在深入探讨肢端推拿的基本原理、技法特点及其在现代养生中的广泛应用,为关注健康的人群及中医推拿、养生保健等相关领域的专业人士搭建一个基于肢端推拿专业知识交流与学习的学术平台。

肢端推拿,顾名思义,是专注于四肢末端(如手指、脚趾)及头面五官的推拿手法。它基于中医的经络理论和气血循环理论,通过特定的手法刺激四肢末端及头面五官的特定区域或穴位,达到疏通经络、调和气血、治疗与养生的目的,其手法特点在于刚柔并济。

在现代养生中,肢端推拿以其独特的优势,为促进患者的身心健康做出了重要贡献。它不仅能够有效地放松身体,促进血液循环,还能帮助患者更深入地感知身体各部位的放松状态,提升自我认知。更重要的是,中医认为肢端与气血运行紧密相连,通过肢端推拿的精细操作,可以调和气血,对身体的整体功能产生积极而深远的影响。

中医认为,人体的四肢末端及头面五官与五脏六腑之间通过经络有着密切的联系,通过刺激这些部位,可以疏通经络、调理脏腑功能。在肢端推拿中,施术者以特定的力度、速度和方向,对受术者的四肢末端和头面五官进行按、揉、推、拿等操作,以达到疏通经络、调和气血的目的。肢端推拿注重施术者与受术者的沟通,使双方在推拿过程中相互配合。肢端推拿的精华之处:一是精准施力,要求施术者手法熟练,能精准把控轻、重、缓、急的节奏,以适应不同病症和受术者的身体状况;二是手法定位准确,确保每一次操作都能精准到位,准确刺激相应的穴位经络,这是有效治疗的前提;三是注重整体,肢端推拿不仅关注四肢末端的局部调理,还注重整体调理。施术者在推拿过程中会关注受术者的整体状况及自我感受,随时调整手法和力度,通过调整四肢末端的经络气血,更好地推动和恢复机体的自愈能力,从而达到治疗和养生的目的。

在快节奏、高压力的现代生活中,人们常常出现各种亚健康问题。而肢端推拿作为一种有效的非药物疗法,可以发挥其独有的优势,不仅能缓解身体的疲劳,还能通过调整身体的内在平衡,使人们恢复身心健康。它简便易行,无须任何设备和药物,只需掌握基本的推拿手法,通过规范手法操作便能达到改善身体症状、提升身体功能的双重效果。对于中老年朋友,肢端推拿更是一种理想的养生方式,能够改善关节灵活度,促进血液循环,增强身体的柔韧性和平衡感。因此,无论是年轻人还是老年人,都可以尝试将肢端推拿融入日常生活,享受它带来的健康益处。

肢端推拿作为中医推拿领域具有特色理论和技术体系的疗法,具有独特的原理和技法特点。在现代社会中,其应用价值日益凸显。因此,我们应该深入挖掘并传承这一技艺,同时促进其与其他非药物疗法的融合与创新,不断完善推拿调理体系,增强其在疾病防治及健康促进方面的实际效果,让更多人受益于这一疗法。同时,我们也要通过教育推广和科学研究,增进公众对肢端推拿的认识与信赖,并加强国际交流与合作,将肢端推拿推向世界,让全球更多的人享受到这一疗法带来的健康益处。让我们共同努力,传承与发展肢端推拿,从传统技法传承创新、与现代医学结合实践等角度,为人类健康事业提供具有中医特色的非药物疗法。

虎符铜砭刮痧疗法(李氏砭法)创始人
上海市问痧堂中医养生馆创始人
2025 年 7 月 30 日

前言

　　中医认为人体是一个复杂的整体，健康状况受内外多种因素的影响。肢端推拿作为一种中医推拿疗法，着重于四肢末端和头面部的经络穴位。四肢末端和头面部是脏腑经络气血输注之处，运用特定手法作用于这些部位，可调节脏腑功能，促进气血运行和新陈代谢，从而达到治疗疾病、增进健康的目的。

　　我传承自恩师钱震华医师的肢端推拿技法，独辟蹊径地从小儿推拿中汲取灵感，并结合成人经络穴位特点，开创性地发展出一套以四肢末端和头面部为主要治疗区域的推拿方法，无须直接接触患处即可有效缓解症状，促进康复。

　　在治疗实践中，我进一步发现，身体末端部位（手部、脚部）及头面部是身体经络的源头和门户。当人体健康时，这个门户处于经气运行"如水之流，如日月之行不休"，呈现气机畅达之象。而一旦受到外邪侵袭，这个门户就会关闭，表现为手心、脚心的皮肤干瘪、冰凉、僵硬。此时，体内的病气（致病因素或病理状态的总称）、寒气（病气的一种，具有寒性的致病特点，常导致人体出现以寒象为主的病理变化）等难以排出体外，容易导致脏器能量失衡，引发各种症状。为了解决这些问题，我们师徒二人结合现代医学的微循环理论，通过揉、推、擦、扳、梳理等手法组合运用，对人体进行必要的刺激，以促进气血流通和经络运行。同时，我们还采用了手指代针的方法，有效缓解了部分患者对针刺的恐惧感。

　　在理论与实践的深入交融中，我深刻认识到骨骼在人体形态与功能中的基石作用。外伤、先天发育不良或长期不正确的姿势等因素，都可能导致骨骼及骨关节的位置发生改变，进而影响肌肉、内脏等其他重要组织器官的结构和功能。为了纠正这些由骨骼错位引发的连锁反应，我采用肢端推拿疗法，以精湛的手法作用于人体特定穴位，使经络气血得以通畅运行，进而协调人体经络系统与神经、血管、淋巴等通道的功能，调节筋膜、骨膜等组织的紧张度，实现机体整体功能的改善与恢复。经过治疗,患者的经络运行更为通畅,气血流通更加顺畅,体内细胞得以充分滋养,各组织器官的功能逐步恢复正常。随着身体功能逐渐改善,患者的心理状态也趋于平静、安宁,实现了身体康复、情绪稳定、心境安宁的综合治疗效果。这种身心并重的治疗方式,不仅提升了患者的生活质量,更为他们带来了全面的健康福祉。

经过我们师徒二人共同努力、不断实践与完善,肢端推拿技艺日益精湛,逐渐演变成一门特色鲜明的中医技法。该疗法不仅在治疗各类慢性疾病和疑难杂症方面展现出独特的疗效,还有助于调节人体内部环境,使其趋于和谐平衡,进而提升人们的整体健康水平与生活质量。肢端推拿疗法蕴含着深厚的中医智慧与哲学思想,人们在享受其带来的健康益处的同时,也能深切感受到中华文化的博大精深与独特魅力。

本书是对肢端推拿理论与实践的系统性总结。本书首先明确了肢端推拿的概念与核心特点,将其与一般传统推拿进行区分,强调了其兼顾局部与整体、促进体内代谢废物排泄、实现筋骨同治、治疗过程安全舒适及异病同治这五大显著特性;然后系统梳理了肢端推拿的技法流程,涵盖推拿者必须掌握的心法、功法和手法,以及针对头面部、手部和脚部的按摩操作方法、流程和注意事项;接着详细介绍了肢端推拿在辅助治疗某些疾病时所展现出的显著效果,并提供了相应的治疗手法和操作流程。此外,从大众养生保健的需求出发,本书还收录了近期广受欢迎的肢端日常保健运动操,旨在帮助读者深入了解和实践肢端推拿。值得一提的是,本书还精选了经患者授权同意分享的实际病例和治疗感受,为读者提供了真实、生动的参考案例。附录部分简要回顾了肢端推拿的发展历史和理论背景,强调了其在中医学深厚底蕴基础上的传承与创新,同时积极吸收现代医学的有益成果,形成了独具特色的医疗理念与推拿技法体系。读者在阅读本书时,可通过扫描书中二维码观看配套视频,直观感受肢端推拿的操作过程与技法要点,相信定能从中有所收获。

自从 2007 年跟随先师钱震华医师学习肢端推拿技术以来,我就与肢端推拿结下了不解之缘,其间见证其诸多神奇疗效。肢端推拿这门技术是先师的家传,现在能够以书籍形式由上海交通大学出版社出版,我既深感荣幸,又觉责任重大——既为完成先师遗愿,更为传播肢端推拿这门技术,使更多中医爱好者甚至从业者了解并研习肢端推拿,让更多患者受惠于此。在肢端推拿这条路上,我已前行近二十年,接下来希望与更多志同道合者携手并进。

非常荣幸邀请到原上海市政协常委、原上海市科协常委、原上海市新闻出版局局长、原上海市文史馆馆长徐福生先生和中医特色刮痧疗法李氏砭法创始人、上海市问痧堂中医养生馆创始人李道政先生为本书作序。

在写作本书的过程中，得到了身边太多人的帮助和支持，在此表示衷心的感谢。特别感动的是，很多朋友即便抱恙在身，仍在为本书不断倾注心血。

首先，本书的缘起，要感谢李禾禾老师与洪佳佳女士，是他们的鼓励与支持让我有了写作这本书的想法。特别是李禾禾老师，虽年逾古稀且身体不适，仍对本书的创作全程给予了悉心指导与帮助，在此深表敬意。

在本书的创作过程中得到了徐红女士、刘金铸先生、王邦雄先生、戴海燕女士、董宇女士、张狮陀女士的大力支持和帮助，在此深表谢意。

感谢毛帅先生为本书的图片拍摄与整理做了大量的工作。

本书附带的小视频制作，得到了乐建国先生、徐建初先生、蒋建赟先生、姚南叶女士、李晓梅女士的大力支持和帮助，蒋建赟先生还参与了本书的封面设计工作，在此一并感谢。

本书得以成功面世还要特别感谢王雅唯女士、林小莉女士和林小燕女士，他们为本书的顺利出版给予了莫大的帮助。除了感谢他们对我及这本书的支持之外，也特别感谢他们对传统文化及传统医学的支持。

感谢上海交通大学出版社的编辑们在本书的编辑加工出版过程中付出的辛勤劳动。

还要感谢我的家人，特别是我的太太，你们的支持和理解是我完成本书的动力。

本书引用了一些作者的论述及研究成果，在此也向他们表示衷心的感谢。

书中如有疏漏、错谬或值得商榷之处，恳请读者批评指正。

强　华

2025 年 8 月 1 日

目录

肢端推拿概述

　　推拿作为人类最古老的自然疗法之一,以其悠久的历史和显著的疗效一直受到世人的推崇。它起源于生活,并广泛应用于人们的日常生活中,以独特的方式帮助人们缓解疲劳、治疗疾病、促进健康。

　　肢端推拿①,作为推拿疗法的一种创新与发展,既传承了中医传统疗法的精髓,又融入了现代人对中医整体观念的理解与应用。这一疗法秉承了中医"治未病"和"以人为本"的治疗理念,以简洁的方式呈现中医理论的深奥内涵,使之更容易为现代人所理解和实践。

　　肢端推拿,作为一种古老的医疗技法,具有悠久的历史。然而,在历史的长河中,此疗法曾一度湮没无闻,几近失传。幸运的是,时至 20 世纪 70 年代,医学世家出身的钱震华医师,凭借其深厚的医学功底与不懈的钻研,终将这份几近失传的传统疗法重新发掘并系统整理,使之重焕生机。

　　钱震华医师对中医充满热爱,尤其对针灸和推拿有浓厚的兴趣。他在探索肢端推拿的过程中,为了追求更好的治疗效果,曾尝试将推拿与针刺疗法相结合。然而,在实际操作中,他发现许多患者对针刺存在恐惧感,有些甚至会出现晕针的情况。此外,在冬天衣物较多的情况下,暴露针刺部位也显得不太方便。因此,钱震华医师在某些情况下选择较少使用针刺,转而采用"以指代针"的独特手法,用他精湛的医术解除了一个又一个患者的痛苦。

　　在他的努力下,许多患者病痛症状得到了缓解,生活质量得到了显著提升,脸上再次露出了欣慰的笑容。钱震华医师的贡献不仅在于他发掘了肢端推拿这一古老的疗法,更在于他通过实践探索和创新,尝试将肢端推拿在经络理论、力学原理等方面与现代医学理念和技术(如人体解剖学、生物力学等)相结合,为更

---

　　① 本书中肢端推拿手法仅供自我保健及辅助治疗之用。如有身体不适,请及时到正规医院就诊。

多的患者带来了福音。

第一节　肢端推拿的定义

肢端推拿是对推拿这一古老技艺的进一步细化和发展。从字面上理解，"肢"是指人体的肢体，包括胳膊和腿；"端"则是指这些肢体的末端，即手指和脚趾。人体肢端分布着众多神经末梢，头面五官由于神经末梢分布丰富且与肢端在经络气血运行等方面存在关联，所以这些都是肢端推拿的主要操作区域。因此，肢端推拿就是通过特定的推拿手法刺激被操作者的手指、脚趾及头面部神经末梢分布区，以达到保健和治疗疾病的目的。

在正常情况下，人体的手指、脚趾等肢端部位应该呈现红润、光滑、温暖、柔软、充盈、活动灵活等特征。这是因为人体元气充足且经络畅通、脏腑调和时，气血能正常运行，充分滋养这些末梢部位（见图1-1）。然而，当身体出现亚健康或疾病状态时，这些肢端部位往往会出现异常变化，如呈现苍白、粗糙、冰凉、僵硬、干瘪等体征，以及出现麻木等症状。这些体征和症状的出现，往往意味着身体内部的经络出现了阻塞，导致气血无法顺畅输送到末端（见图1-2）。

此时，如果在出现异常症状的肢端部位施以推拿与按摩刺激，就能有效疏通体内的经络，促进气血的顺畅流通，从而缓解或消除这些异常症状。肢端推拿不仅能够帮助恢复肢端部位的正常功能，还能够通过刺激末梢神经，在一定程度上对人体的内分泌调节和免疫调节产生积极作用，增强身体的自我修复与康复能力，对维护并促进整体健康具有极为积极的影响。因此，肢端推拿是一种既传统又实用的保健和治疗方法，值得在日常生活中加以运用和推广。

肢端推拿作为一种独特的治疗手法，通过按摩被操作者的脚趾、手指、头面五官等部位，实现

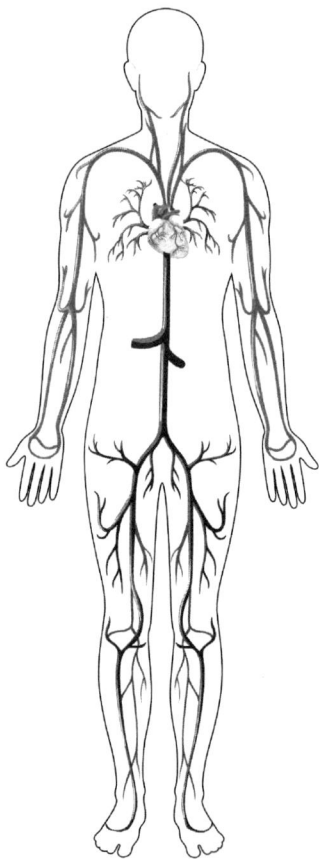

图1-1　人体气血图

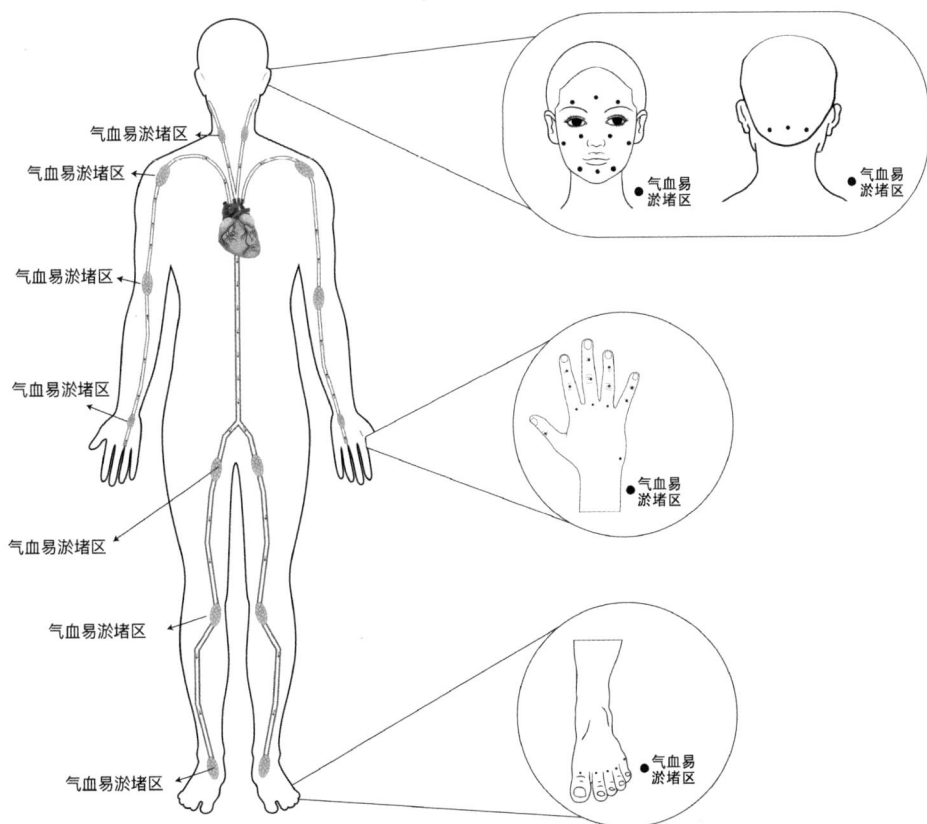

图 1-2　人体气血易淤堵区示意图

了多重的治疗与保健效果。它不仅能够疏通经络、调和气血,也能荣养筋脉、解痉柔筋、散结消癥,祛除指(趾)及头颈部的痹阻筋结,还能激活微循环、活化神经末梢的敏感性。

肢端推拿这种疗法不仅能辅助缓解体内单一组织或器官的相关症状、改善其功能,更能够从整体上调理体内系统性疾病。它具有全面性和综合性,在系统性疾病的调理方面具有独特优势。

严格来说,肢端推拿不仅是一种治疗与调理身体的方法,更是一种追求身体全面平衡的治疗艺术。它致力于实现身体在血液循环、肌肉骨骼功能、脏器生理功能等各方面的协调(见图 1-3 和图 1-4)。肢端推拿通过经络传导调节全身,体现局部与整体辩证统一的治疗思想,旨在燮理阴阳、调和营卫,从而有助于被操作者身体的健康恢复。

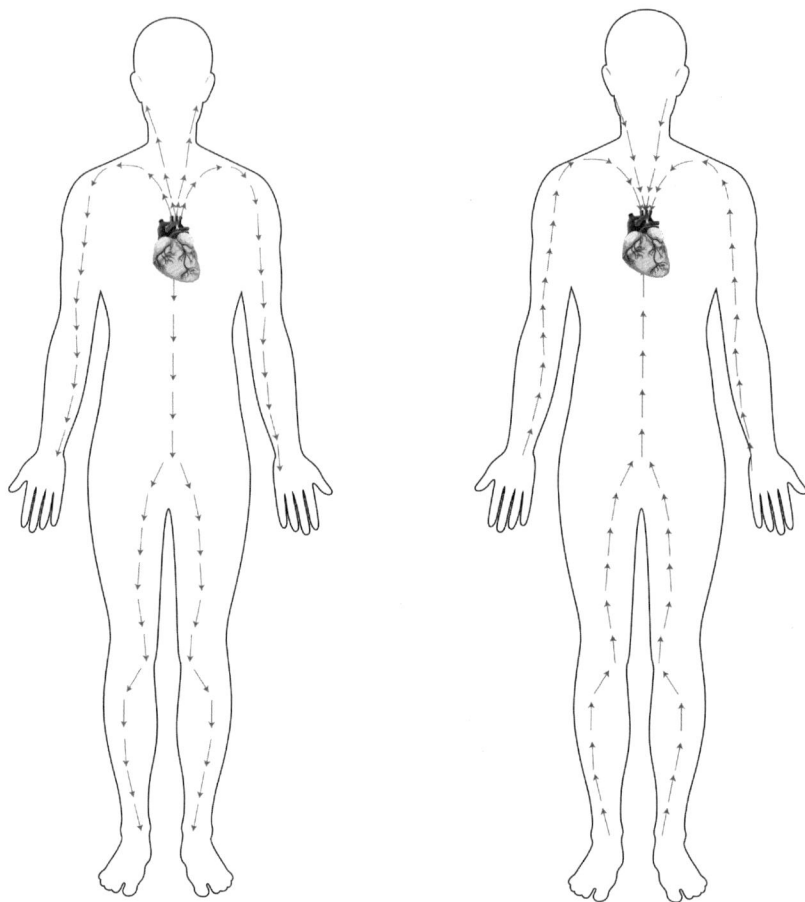

图 1-3　人体心脏气血流向头部四肢示意图　图 1-4　人体头部四肢气血流向心脏示意图

　　肢端推拿贯通中医以道御器、以器载道的学术特质,体现了"形而下"(如经筋、络脉等实体结构)与"形而上"(如阴阳、五行等抽象概念)的统一。通过推拿手法作用于经筋、络脉等实体结构(形而下),并调动其经气,以沟通表里、调节脏腑、平衡阴阳,从而濡养神志,实现形神合一。这种以器载道、以道御器的治疗思想,使肢端推拿在中医外治法中独具特色。

第二节　肢端推拿的特点

　　与普通推拿相比,肢端推拿的独特之处在于其专注于身体的肢端部位,如手指、脚趾等,这些部位具有丰富的穴位、神经末梢和反射区等生理特征,这些生理特征使得肢端推拿在治疗和保健方面具有独特的优势。

首先，肢端部位血管丰富，血流较为复杂。由于多种原因，这些部位有时可能成为瘀血、痰浊①等病理产物易于积聚的地方。通过肢端推拿，可以有效促进这些病理产物的消散，使血液流通更加顺畅。

其次，肢端部位是神经末梢密集之处。长期的经络阻滞和瘀血、痰浊等病理产物的积聚可能会影响神经末梢的功能，导致身体感知和反应能力下降。肢端推拿通过刺激这些神经末梢，可以疏通经络，活血化瘀，从而恢复神经末梢的正常功能，提高身体的感知和反应能力。

此外，肢端部位常是经络的起止点或重要穴位所在。由于气血不畅等原因，这些部位容易发生经络淤堵。肢端推拿能够直接作用于这些经络起止点或穴位，以疏通淤堵的经络，促进气血的流通与平衡，从而缓解由经络淤堵引发的各种不适症状。

综上所述，肢端推拿疗法作用于身体肢端部位——这一经络的重要节点，旨在有效疏通经络，调和气血，促进气血运行，并增强神经末梢的敏感性。这种疗法不仅治疗局部病症，还对体内系统性疾病有一定的辅助调理作用，是一种全面、深入且高效的中医推拿治疗手段，有助于促进身体的全面恢复与健康状态的维持。

肢端推拿具有以下几个特点。

（1）兼顾局部与整体：肢端推拿疗法以其独特的操作方式作用于身体的末端部位，虽不直接作用于病灶，但能通过经络、气血等生理通道，将治疗力量传导至病灶部位。这样该疗法不仅可以治疗既有的疾病，还能疏通经络，调和气血，促进气血循环，改善机体功能。因此，肢端推拿疗法在针对特定疾病进行治疗的同时，也有助于预防其他相关疾病的发生。这种疗法真正实现了"有病治病，无病保健"的双重效果，体现了中医"治未病"的核心理念。

（2）排出体内病理产物：人体在新陈代谢过程中会产生瘀血、痰浊、湿邪等病理产物。除了五官和前后阴（前阴指男女外生殖器及尿道，后阴指肛门）作为常规排泄通道外，肠道、皮肤也是重要的排泄通道。在进行肢端推拿时，被操作者有时会出现汗出、寒热等现象。若出现微微出汗，伴随身体轻松感，则可能为推拿激发正气，通过玄府开泄，促使体内部分病邪排出体外的愈病反应。这一过

---

①　在中医理论中，瘀血和痰浊是两种重要病理产物，与多种疾病密切相关。瘀血指血液运行失常而留滞，可引发疼痛、癥积等证候；痰浊由津液输布失常酿生，既可阻滞经络，亦可蒙蔽清窍。二者常相兼为病，形成痰瘀互结之势：瘀血阻滞，加重痰浊阻滞；痰浊壅塞，则血行更难流畅，从而加剧瘀血。

程不仅有助于净化体内环境,还能促进新陈代谢的良性循环,从而提升身体的整体健康水平。

(3) 实现筋骨同治:一般推拿以治疗筋的柔韧性和功能恢复为主要目的,而正骨则着重于骨骼、关节及筋脉的调整与复位。然而,肢端推拿则是筋骨同治。基于中医整体观念及推拿手法对筋骨的综合作用,肢端推拿不仅直接作用于筋与骨,更间接调理了与之相关的肝与肾的功能,达到了筋骨协调,同时促进了气血的循环与分布,从而实现了骨正筋柔、气血通畅的效果。

(4) 治疗安全且舒适:推拿疗法,无论是针对特定区域的肢端推拿还是更广泛的一般推拿,在由具备充分医学知识和丰富临床经验的医师或专业推拿师操作下,能大大提高治疗的安全性。肢端推拿的操作部位多集中在四肢末端,相对远离重要脏器和大血管,因此在某些情况下降低了由操作不当引发新损伤的风险。在专业指导下,家庭成员之间相互进行肢端推拿调理是一种可行的选择。这样的互动不仅有助于改善家庭成员的身体健康,还可增进彼此的情感联系,促进家庭和睦。

(5) 实现异病同治:中医或者西医医师看病时,一般都是根据患者的具体症状制订治疗方案,均需要学习掌握多种治疗方案以应对不同疾病。而肢端推拿,则是针对不同疾病,只要辨证相同,就可以采用相近的治疗方案进行治疗。例如,腰肌劳损、腰椎骨质增生及急性腰扭伤这三种疾病,病名不同,但如果辨证均符合某种相似的证型,其治疗原则就有相似之处。再如,偏头痛、高血压、失眠,这三种疾病在中医辨证相同的情况下,在综合考虑疾病的特点、病情及个体差异等因素后,可选用相近的治疗思路。这样看来,肢端推拿在一定程度上降低了学习难度,并且有可能提升治疗效果。

(6) 增强体质与提高身体知觉:肢端推拿通过双手作用于人体四肢末端与头面五官的特定穴位和反射区,运用肢端推拿的独特手法和技巧,促进气血流通,从而达到调理身体、增强体质的目的。正确的推拿手法能够改善身体的微循环,舒缓身心,提高身体的免疫力。在推拿过程中,个体的注意力可以专注于当下,感受身体的变化,从而增强对身体的觉知,达到身心和谐的状态。

第三节　肢端推拿与传统推拿的区别

肢端推拿作为推拿疗法的一个独特分支,不仅继承了推拿疗法的精髓,更在理论与实践层面针对肢端部位特点进行了深化与拓展,进一步挖掘和发挥了推拿疗法在疾病治疗与保健中的独特价值。

一、概念不同

1. 肢端推拿

肢端推拿专注于通过按摩被操作者的脚趾、手指、头面五官等部位,通调经气、疏利络脉、激活微循环、增强神经末梢的敏感性,并缓解经筋末梢的紧张状态,消散脚趾及头面部骨膜表面的瘀结。这种方法针对的是身体的末梢部位,强调通过远端操作来影响全身的健康状态。

2. 传统推拿

在中医基础理论的指导下,传统推拿通过特定的操作手法作用于人体体表的特定部位,如病变部位、压痛点、经络、穴位等,以调节机体的生理、病理状况,达到治疗和保健的目的。

二、手法不同

1. 肢端推拿

肢端推拿由于操作时离病痛的部位较远,能避免对损伤部位的二次损伤。此外,肢端推拿可能会使被操作者体表大量出汗,这是因为推拿刺激了末梢神经,导致交感神经兴奋,使全身毛孔(尤其是手脚部的毛孔)充分打开,促进体内代谢废物的排出。

2. 传统推拿

传统推拿的施术者用双手或借助特定的工具在被操作者身体的经络循行部位、穴位及软组织上,施加适当的力量和技巧,刺激这些特定部位以调节人体的生理功能,达到预防疾病、保健养生及促使被操作者康复的效果。

三、效果不同

1. 肢端推拿

肢端推拿通过发汗、开泄腠理、逐邪外出,不仅可以去除外感症状,还可以去除体内寒湿,以达到调理五脏六腑的目的,对辅助治疗心脑血管梗阻引起的末梢循环障碍和筋骨关节僵硬等疾病有很好的作用。其特别之处,在于通过远端操作来影响并促进全身的健康状况,实现整体调理与局部治疗的有机结合。

2. 传统推拿

传统推拿在治疗患病部位的过程中,不仅使病变部位得以疏通和调理,还对未生病的部位起到了保健作用,实现了有病治病、无病强身的效果。根据治疗目的不同,传统推拿可以分为治疗性推拿和保健性推拿。

综上所述,肢端推拿和传统推拿各具特色,各有优势。肢端推拿注重远端操作,通过末梢部位影响全身健康;而传统推拿则更全面、更广泛地作用于人体的各个部位,以实现治疗和保健的目的。

第四节 肢端推拿与特定信息区

人体的特定信息区(特定信息区是以取类比象的方式分布在肢体末端,主要是指与经络[①]、血管、筋骨相连的肢体部位。通过特定的手法刺激这些部位能对身体起到一定的调理作用。)主要分布在肢体末端,这些特定信息区与身体的各个器官和组织相对应,形成了一个复杂的反射网络。在这个网络中,人体肢端部位扮演了尤为重要的角色,因为它们是身体各器官、部位的重要反射区。

肢端部位,如手指、脚趾等,与身体各器官、部位有着固定的反射关系,而且它们之间还相互呼应,共同维持着人体的阴阳平衡。这种相互关联和呼应的关系,使得肢端推拿等手法能够通过刺激这些特定信息区,影响和调节身体的各个器官和组织。

一、肢端位置区与五脏对应关系

在中医经典《黄帝内经》中,五脏被视为生命的原动力,对应不同的生理功能。所谓:"肝木主筋,开窍于目,其华在爪;心火主血,开窍于舌,其华在面;脾土主肌肉,开窍于口,其华在唇;肺金主皮毛,开窍于鼻,其华在毛;肾水主骨,开窍于耳,其华在发"。现代医学借助科学技术手段,进一步揭示了中医所描述的五脏与广泛生理功能和生物分子层面机制的深刻联系。这些研究不仅验证了中医五脏与特定器官或组织的对应关系,还深入探讨了五脏在生物分子层面的调控

---

① 神经和经络都参与人体的生理调节。神经是现代医学描述的解剖结构,而经络是中医理论的功能联系,两者既有联系又有区别,其具体关系仍需进一步研究。

机制,为中医理论提供了更为坚实的科学依据。

1. 手指、脚趾与五脏及附属器官的对应关系

手指、脚趾与五脏及附属器官的对应关系如下。

拇指(趾):脾、胃、肌肉、口腔;食指(趾):肺、大肠、皮肤、鼻;中指(趾):心脏、小肠、血脉、舌;无名指(趾):肝脏、胆囊、筋、眼;小指(趾):肾、膀胱、骨、耳(见图1-5和图1-6)。

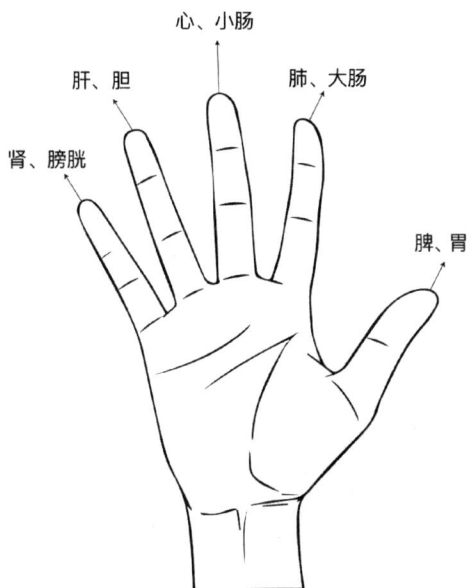

图1-5　手指与五脏对应关系　　　　图1-6　脚趾与五脏对应关系

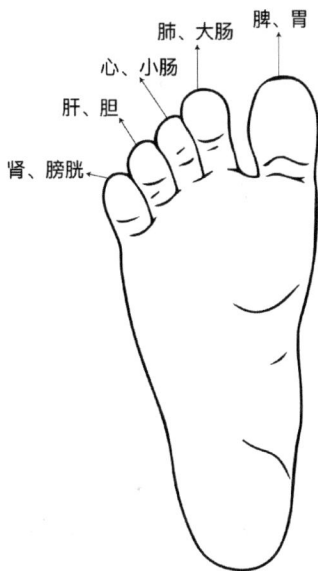

2. 手指、脚趾与身体部位的对应关系

手指、脚趾与身体部位的对应关系如下。

拇指(趾):两上肢关节、颈上下段关节;小指(趾):两个上肢的肩关节、肘关节、腕关节;中指(趾):躯干、脊柱、小腹;食指(趾)、无名指(趾):髋关节、两条腿的膝关节、踝关节(见图1-7和图1-8)。

3. 头面部与身体部位的对应关系

头面部与身体部位的对应关系如下。

头面部下颌骨部分:肾、腰腿部、泌尿系统;两眉中间部分:肺、咽喉;颧骨上下(指面部眼睛与嘴中间的区域):大肠、小肠、胆、胃、脾、生殖系统(见图1-9)。

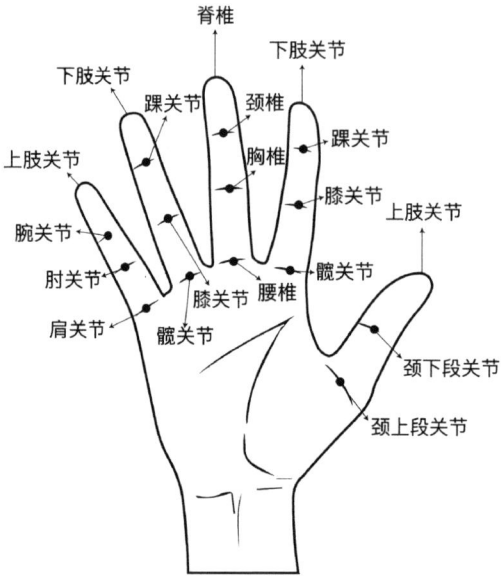

图1-7　手指与身体部位对应关系

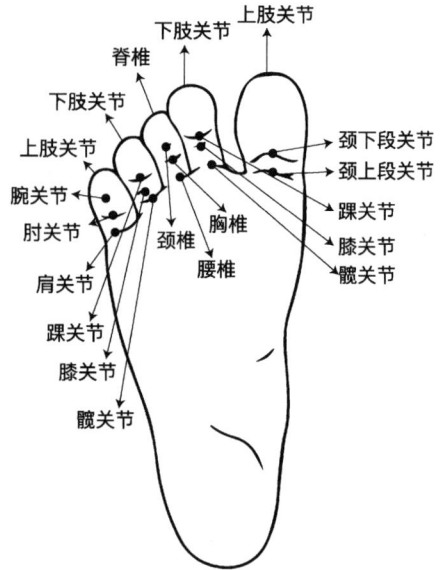

图1-8　脚趾与身体部位对应关系

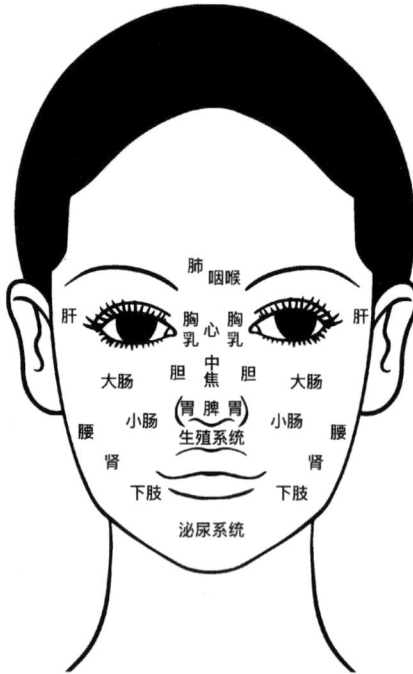

图1-9　头面部与身体部位对应关系

二、肢端推拿与特定穴位

在人体经脉的穴位中，最重要的是五输穴。五输穴也称为五俞穴，即井、荥、输、经、合五类输穴的总称，每条经脉都有自己的五输穴。以水的源流来比喻各经脉运行的特点，五输穴在每条经脉上的排列顺序是从四肢末端向肘、膝方向依次为井、荥、输、经、合，体现了经气运行从小到大，由浅入深，自远而近的特点。《灵枢·九针十二原》指出："所出为井，所溜为荥，所注为输，所行为经，所入为合，二十七气所行，皆在五输也"。此"二十七气"是十二经与十五络之气（《灵枢·脉度》），通过五输穴呈现经气由肢端向心性流注的规律（《类经·针刺类》），揭示了经络系统"根于四末而通调周身"的气化特性。

"井"穴是位于人体上十二条正经支脉起始部位的穴位，主管人体上十二条正经所有支脉，多分布在人体手指、脚趾的末端，是体表经脉内的气血流注到体内经脉中的必经之路。因此，"井"穴构成了十二经脉的"根穴"，是调节经气所出的部位，即"所出为井"。另外，手十二井穴（手三阴三阳经中的井穴左右共十二个）有指掌侧固有动、静脉网和指背动、静脉网，分布有指掌侧固有神经、指背神经；足十二井穴（足三阴三阳经中的井穴左右共十二个）有趾背动脉，分布有趾背神经及脚底内侧皮神经、脚背外侧皮神经。因此，肢端推拿主要通过刺激井穴达到事半功倍的效果。

与十二条经络相对应，十二井穴包括：少商（肺经）、商阳（大肠经）、厉兑（胃经）、隐白（脾经）、少冲（心经）、少泽（小肠经）、至阴（膀胱经）、涌泉（肾经）、中冲（心包经）、关冲（三焦经）、足窍阴（胆经）、大敦（肝经）。

① 隐白穴为脾经井穴，位于脚拇趾末节内侧，距趾甲角 0.1 寸（本书中的寸为指寸，一般以受试者拇指指间关节的宽度为 1 寸）。

② 大敦穴为肝经井穴，位于脚拇趾末节外侧，距趾甲角 0.1 寸。

③ 涌泉穴为肾经井穴，位于脚底部，屈足卷趾时脚心最凹陷处。

④ 厉兑穴为胃经井穴，位于脚第二趾外侧，距趾甲角 0.1 寸。

⑤ 足窍阴穴为胆经井穴，位于脚第四趾外侧，距趾甲角 0.1 寸。

⑥ 至阴穴为膀胱经井穴，位于脚小趾外侧，距趾甲角 0.1 寸。

⑦ 少商穴为肺经井穴，位于手拇指桡侧，距指甲角 0.1 寸。

⑧ 中冲穴为心包经井穴，位于手中指指尖，距指甲游离缘 0.1 寸。

⑨ 少冲穴为心经井穴，位于手小指桡侧，距指甲角 0.1 寸。

⑩ 商阳穴为大肠经井穴,位于手食指桡侧,距指甲角 0.1 寸。

⑪ 关冲穴为三焦经井穴,位于手无名指尺侧,距指甲角 0.1 寸。

⑫ 少泽穴为小肠经井穴,位于手小指尺侧,距指甲角 0.1 寸。

神经和经络的传导路线与分布不同。例如,足阳明胃经起于鼻,经过面、颈、胸、腹、腿,一直到脚第二趾,这条经脉又从锁骨上窝(缺盆)进入胸腔和腹腔,与脾、胃相联系,然后出腹腔与循行体表的经脉结合。经脉路线虽贯穿着若干神经节段,但与神经传导路线并非完全重合,其分布特点也各有不同。

此外,神经由传入与传出纤维构成,具有双向传导功能,而经络在理论上具有上下双向调节功能;穴位与神经分布虽有一定相关性但并非完全对应。实验研究表明,针刺肘部或膝部以下穴位,可通过神经-内分泌-免疫网络调节,进而影响脏腑功能,这些变化可通过心率变异性、脑电、内分泌等生理生化指标客观记录下来;两者在可阻滞性方面存在差异。可阻滞性是指传导性感觉可被某一种因素影响而停止前进。实验证明,如在经脉循行线上加以一定的压力,循经感传即可停止;而神经的传导却不会停止。

第五节　肢端推拿与中医非药物疗法

国务院印发的《中医药发展战略规划纲要(2016—2030 年)》指出要"大力发展中医非药物疗法,充分发挥其在常见病、多发病和慢性病防治中的独特作用"。为实现这一目标,国家中医药管理局等相关部门已经采取了相应的措施,并明确了推广使用的中医技术范围。国家中医药管理局的筛选结果显示,临床应用较为广泛且疗效显著的中医非药物疗法包括针刺、灸疗、刮痧、拔罐、推拿、敷熨、熏浴等 100 余项技术。针对不同疾病及疾病的不同阶段,国家将引导医疗机构和医务人员合理、规范地应用上述中医非药物疗法,确保治疗的有效性和安全性。

一、非药物治疗的种类

非药物疗法,作为一种传统的治疗手段,在多种疾病的治疗和康复中发挥着重要作用。非药物疗法主要依赖于物理刺激、手法操作等,而非药物摄入。以下介绍几种常见的非药物疗法。

1. 针刺

针刺通过在人体特定穴位进针,刺激经络系统,从而调整机体功能。常用的穴位包括百会穴、足三里穴、关元穴等。针刺能疏通经络、调和阴阳,对头痛、失眠等症状有显著疗效。

2. 按摩

按摩以中医理论为指导,通过对皮肤或特定穴位施加适度的压力,促进血液循环,有助于缓解疲劳。常用的穴位包括肩井穴、风池穴、合谷穴等。按摩能缓解身体局部疼痛、麻木的症状;同时,其舒缓作用还能帮助被操作者放松心情,促进身心健康。

3. 推拿

推拿是一种通过专业手法作用于人体体表的经络和穴位,旨在疏通气血、调节脏腑功能、平衡阴阳的中医疗法。常用的穴位包括天柱穴、委中穴、承山穴等。推拿有助于缓解肌肉紧张、酸痛,并可能在一定程度上增强被操作者的体质。

4. 拔罐

拔罐利用罐具产生负压吸附于体表,有助于改善身体血液循环,通过刺激经络和穴位,促进气血流通,从而达到通经活络、行气活血、祛风散寒、消肿止痛的效果。常用的穴位包括肾俞穴、命门穴、腰阳关穴等,这些穴位在调节腰部和肾功能方面尤为有效。拔罐疗法常被用于缓解颈椎病引起的颈背疼痛、四肢乏力等症状。若针对颈部相关穴位(如风池穴、肩井穴等)进行拔罐,能取得更佳效果。

5. 艾灸

艾灸是用艾叶制成的艾条燃烧产生的艾热刺激人体穴位,通过激发经气活动来调整人体生理生化功能。常用的穴位包括神阙穴、关元穴、气海穴等。艾灸能温经散寒、消瘀散结,对虚证有较好的疗效。

这些非药物疗法的疗效在临床应用中得到了广泛认可,并且因其不良反应小、操作简便等特点,受到了广大患者的欢迎。然而,在使用这些疗法时,仍需根据患者的具体病情和体质特征,由专业医师进行操作和指导。

二、肢端推拿与非药物治疗

中医非药物疗法,作为一种辅助治疗和健康促进手段,依据中医学的理论和诊断方法,通过调节人体的生理功能,改善身体状况,提高自愈能力,从而达到辅助治疗疾病和全面促进健康的目的。其中,肢端推拿作为非药物疗法的一种,具有独特的优势和价值。

肢端推拿是通过按摩被操作者的手指、脚趾等部位，来疏通经络、调和气血、促进微循环、活化神经末梢的敏感性，并软化经筋末梢部位。这种方法不仅有助于缓解体内单一组织或器官的不适，还能在一定程度上对体内系统性疾病进行辅助调理。因此，肢端推拿是一种非常有效的、自然的、非药物的、不良反应相对较少的绿色生物医学治疗方式。

肢端推拿的主要优势如下。

（1）引领绿色医学发展：肢端推拿以其操作简便而疗效显著、道法自然的特点，在中医绿色疗法中占据重要地位。它巧妙地融合了预防医学、临床医学、康复医学等多个领域，强调天人相应的整体观和物质世界的全息统一观，真正体现了"返璞归真，回归自然"的核心理念。

（2）减少患者损伤：药物虽能治病，但"是药三分毒"，药物的不良反应问题日益突出。肢端推拿以其独特的优势，借助自然因素和内因作用，使失调的身心恢复平衡，减少了药物带来的损伤。

（3）节约医疗资源：肢端推拿简便易行，便于普及推广。它不仅适用于城市，也适用于边远、贫困地区。因其具有广泛的治疗范围和迅速有效的治疗效果，所以医疗费用相对较低，降低了患者的经济负担和医保体系的社会成本。同时，肢端推拿在社区、家庭的推广普及，有助于缓解"看病难""看病贵"等问题，极大节约了医疗资源。

（4）增强全民体质：肢端推拿直接作用于人体经络穴位，通过综合调理人体功能，强调人体整体平衡与和谐，达到治疗和保健两方面的效果。肢端推拿对多种病症具有辅助治疗作用，并通过调动和激发人体潜能，促进自身免疫力和调节功能的恢复与提升，从而实现促进健康、预防疾病的特殊功效。

总之，肢端推拿作为中医非药物疗法的一种，具有独特的优势和价值。它以绿色、自然、有效的特点，为人们的健康提供了更多的选择和保障。

第六节　肢端推拿的临床应用与研究进展

中医外治法历史悠久、内涵丰富，其理念和实践在《黄帝内经》等早期中医文献中已有体现，而《素问·至真要大论》中的"内者内治，外者外治"则是对内外分治思想的经典表述。在后世历代医家著作中，中医外治法得到了详细的阐述和发展，形成了丰富的理论体系和实践方法。至清代中叶，随着《急救广生集》《理瀹骈文》等著作的问世,中医外治理论与方法得到了进一步的梳理和完善。而在现代医学大背景下,推拿作为中医外治法的重要组成部分,虽然已积累了丰富的临床经验和理论基础,但仍需要更多科学研究来进一步验证和优化其疗效和作用机制。本节将对已发表的肢端推拿相关实验进行归纳整理,阐述肢端推拿的疗效。

一、肢端推拿以局部影响整体

中医外治法通过刺激人体体表的经络腧穴和特定部位,借助经络系统的运行和调节功能,发挥调节气血、疏通经络、调理脏腑、补虚泻实等作用,从而预防疾病、缓解病痛、促进康复。

于天源[1]的恒温密闭实验室招募了 40 名 20～25 岁受试者,男女各 20 人。受试者左侧肢体接受按压,为按压侧;右侧肢体不做任何处理,为非按压侧。使用多导生理仪实时监测受试者的肢端体表温度、血氧饱和度、脉搏等生理指标,并通过 AcqKnowledge 分析软件对记录的数据进行统计分析。实验结果显示,采用特定按压手法对健康受试者的左侧肢体进行按压,对肢端温度、血氧饱和度、脉搏和自觉温度有一定的影响,具体表现在按压一侧对双侧均有影响,提示该手法不仅具有局部效应,还可能对对侧产生影响,但其对全身的影响尚需进一步研究。这一实验结果与中医肢端推拿"局部影响整体"的观点相吻合,反映了中医推拿整体调节的理念,为进一步研究中医推拿的全身效应提供了实验依据。

二、肢端推拿治疗骨病有优势

肢端推拿在骨科疾病、某些心脑血管疾病、某些慢性病及亚健康状态的调理中具有一定的应用价值。一项针对浙江省衢州市第三医院 2017 年 4 月至 2018 年 4 月期间 64 例被诊断为颈型颈椎病患者的研究[2],采用随机数字表法,将 64 例患者分为干预组和对照组,每组 32 例。干预组采用特定的肢端推拿手法进行治疗,对照组则采用常规推拿手法进行治疗,以比较两组患者的治疗效果。结果显示,干预组患者治疗后疼痛评分为(2.3±0.4)分,对照组为(4.7±0.9)分;干预组疗效评估有效率为 93.8%,对照组为 78.1%。两组比较,差异均有统计学意义($P<0.05$),提示肢端推拿技术在颈型颈椎病患者中的治疗效果更为理想。另一项关于肢端推拿治疗腰椎间盘突出症的研究[3],将 60 例腰椎间盘突出症患者随机分为对照组和治疗组,每组 30 例。对照组采用消炎镇痛药双氯芬酸钠

(商品名：戴芬)进行治疗,治疗组采用肢端推拿手法进行治疗。对两组治疗后疗效进行比较,结果显示对照组有效率为 80.0％,治疗组有效率为 93.3％,差异具有统计学意义($P<0.05$)。该研究结果提示,采用肢端推拿治疗腰椎间盘突出症具有较好的疗效,值得进一步研究和临床探索。

肢端推拿通常具有较好的治疗效果,且操作相对简便,易于学习和掌握。其特点在于,不直接对伤痛部位施加手法,但通过远端取穴或特定经络的刺激,间接作用于病痛部位,达到治疗效果。同时,由于肢端推拿手法轻柔且无须创伤性操作,患者在治疗过程中往往能够感受到舒适和放松。一项研究[4]应用肢端推拿治疗根据中医经络理论辨证为肝经病变的 13 例头痛患者,对大敦穴进行重点操作,以国际公用的疼痛数字分级评分法（numeric rating scale, NRS）进行评估。疗效评定结果显示,治疗前平均得分为 6.7 分,治疗后平均得分为 3.6 分,这证明肢端推拿治疗肝经病变引起的头痛即刻效应非常明显。除了对头痛治疗的即刻效应观察外,研究者还进行了肢端推拿对脾虚型泄泻的疗效观察。从对约 50 例患者的观察分析来看,肢端推拿的疗效肯定,未发现有不良反应。

三、肢端推拿可"防未病"

在肢端推拿"防未病"方面,已有多位学者开展研究。王雄将等[5]采用包含肢端推拿在内的中医保健推拿法对 48 例亚健康状态者进行调理,手法包括揉法、擦法、推法、点法、拍法等,临床总有效率达 95.83％。卢栋明等[6]采用包含肢端推拿在内的枢经推拿手法调治疲劳型亚健康状态者 50 例,手法包括一指禅推法、揉法、拿法、摩法、擦法、振法等,临床总有效率达 94％。李庆兵等[7]采用特定肢端推拿的方法调理亚健康状态者 40 例,干预后他们的血液黏度、血浆黏度、红细胞聚集指数、红细胞变形指数与干预前相比较,均产生了显著变化($P<0.05$)。凌春燕等[8]采用包含肢端推拿在内的自我保健推拿法调治疲劳型亚健康状态者 30 例,手法包括搓法、点按法、揉法、叩击法、拍打法等,干预后他们的疲劳视觉模拟量表评分与干预前相比显著降低($P<0.05$)。

目前,关于肢端推拿的实验研究较少,且主要集中在疗效研究,希望未来有更多研究对其进行全方面、多维度的疗效和作用机制论证。

第二章 肢端推拿的心法、功法与手法

肢端推拿作为中医外治法中的一种具体方法,已深深根植于中医的理论和文化之中。它不仅作用于身体的筋、骨,更对体内的经络、气血运行产生深远影响。因此,成为一名合格且优秀的肢端推拿师,不仅需要继承传统的中医按摩手法,更需要不断地学习、研究与创新。

第一节 肢端推拿的心法

肢端推拿的核心不仅是手法技巧,更重要的是心法,通过施受之间的气血相通达到医与调的目的。其中的心法,即推拿师在治疗过程中的心态和修为,对于治疗效果有着至关重要的作用。

一、修德养性

"夫医必自爱自重,而后可临大病而足托"。行医的人首先应该自珍自重,身体力行传播健康、良好的生活习惯和心态,方能更好地引导患者追求有益于生命的生活方式。

中医强调情志与健康的密切关系,特别是七情(喜、怒、忧、思、悲、恐、惊)的平衡调和对健康的重要性。医师若能坚持修德养性,达到心境平和、不为外物所动的境界,面对病患及外界变化时能保持内心的宁静与专注,这种内在的稳定将能改善患者对疾病的认识及自我调整的态度。面对患小病的人容易心里担忧、患大病的人容易心灰意冷的情况,医师若能以其稳定与积极的态度有效疏导并安抚患者的情绪,则能增强患者战胜疾病的勇气和信心。医师展现的宽容与理解,不仅是对患者的直接支持,也是通过示范作用,引导患者保持积极向上的心态,促进身心和谐,从而有利于身体的康复与健康的维护。

不仅如此,许多患者也将医师视为养生之道的导师,从他(她)那里了解中医理论、养生知识和具体保健技巧。因此,医师更需注重自身的阴阳平衡,以及根据体质、时令等因素进行个性化调养,以此来更好地向患者阐述:疾病的发生往往涉及遗传、环境、生活习惯等多种因素,并强调"天人合一"思想在健康维护中的重要性,进而帮助患者树立全面的健康观念,养成个性化的良好生活习惯,这对于预防疾病和促进康复同样至关重要。试想,若行医的人自己都无法践行中医养生之道,又怎么能说服患者遵循这一健康生活方式呢?

二、以患为亲

行医的人必须具备医德和慈悲恻隐之心,不以医术为炫耀或谋取私利的工具,而是全心全意致力于患者的救治与康复。唐代医学家孙思邈在《大医精诚》中曾说过:"凡大医治病,必当安神定志,无欲无求,先发大慈恻隐之心,誓愿普救含灵之苦。若有疾厄来求救者,不得问其贵贱贫富,长幼妍蚩,怨亲善友,华夷愚智,普同一等,皆如至亲之想。亦不得瞻前顾后,自虑吉凶,护惜身命。见彼苦恼,若己有之,深心凄怆。勿避险巇、昼夜、寒暑、饥渴、疲劳,一心赴救,无作功夫形迹之心。如此可为苍生大医,反此则是含灵巨贼。"

首先,要真心诚意地面对每一位患者,将患者视为亲人,以关怀之心与他们交流、沟通。始终保持微笑,专心倾听患者的诉说,站在患者的角度全面考虑问题,用温暖的话语和专业的态度,与患者建立起基于信任和理解的良好关系,从而实现更加深入和有效的沟通。

其次,医师应以高度的责任感和同理心去关怀患者,悉心体察患者的情绪变化,努力掌握患者的病理与心理特点,精准把握其个性化的调理需求,进行针对性的医治。而且,医师还要能准确预见并关注患者所未明说或未考虑到的问题,力求服务周到、细致且贴心。

此外,医师需持续精进医术,不断学习并掌握各种治疗技能,以便更好地服务于患者。当医师全心全意地为患者服务时,会发现每一分努力都能有效缓解他们的痛苦,甚至为他们带来康复的希望。而这一切努力,最终将使医师与患者之间建立起一种超越普通医患关系的深厚情感,共同面对并战胜疾病的挑战。

三、心手合一

手法治疗的作用原理涉及多方面因素,包括医师的手法技巧、力量控制及心神的专注。医师的手法技巧与心神专注同等重要,两者需协调统一。医师应全神贯注于治疗过程,将心神集中于手法操作,这样才有助于提高治疗效果。此外,精确的手法调理可作用于人体多系统,促进局部血液循环、调节神经及内分泌功能,以利于组织器官修复与功能恢复。

四、贵在坚持

治病过程需要医患双方的共同合作和坚持。医师需坚持终身学习,不断提升医术,并力求为每位患者制订适宜的个性化治疗方案,尽力促进其康复。患者则需积极配合治疗,坚定信心,不轻言放弃。只有双方齐心协力,持之以恒,才能取得良好的治疗效果。

第二节 肢端推拿的功法

肢端推拿要求推拿师必须具备辨证施治的思维,同时在推拿过程中具备力度适宜且能灵活施展的推拿手法,并能熟练掌握并运用与肢端推拿相关的功法、针刺、艾灸等中医治疗技能。练功是推拿师提升技能、保持身体健康的重要日常功课。这套功夫不仅有助于推拿师自身气血通达、精力充沛,从而达到最佳推拿效果,还可以作为保健操,祛除病邪、强健体魄。

一、静心安神

推拿师取站立位,双脚分开,与肩同宽,双手自然下垂,目视正前方,舌顶上腭,虚领顶劲,气沉丹田,采用腹式自然呼吸(见图 2-1)。

二、意守劳宫

推拿师取站立位,双手自然垂于体侧,双手内外小幅度轻微摆动,意念集中于双手劳宫穴(自然握拳,中指尖所指掌心凹陷处)(见图 2-2)。

三、大鹏展翅

推拿师取站立位,等到双手劳宫穴处有一种麻、胀、温热的感觉后,两侧上肢缓慢侧平举,掌心向下。保持上肢与地面平行,自然呼吸,维持此姿势一段时间(如 5~10 秒),以不过度拉伸为原则(见图 2-3)。

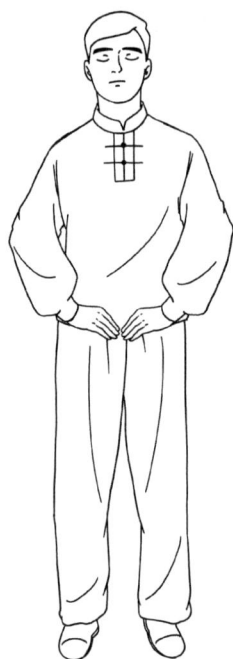

图 2-1　静心安神　　　　图 2-2　意守劳宫

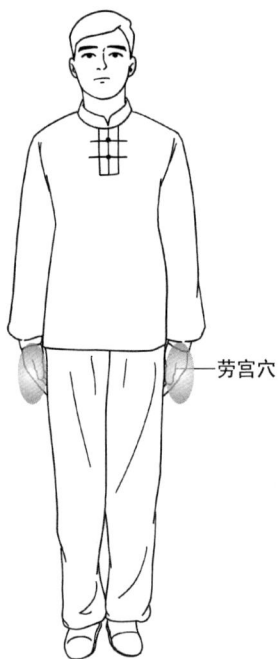

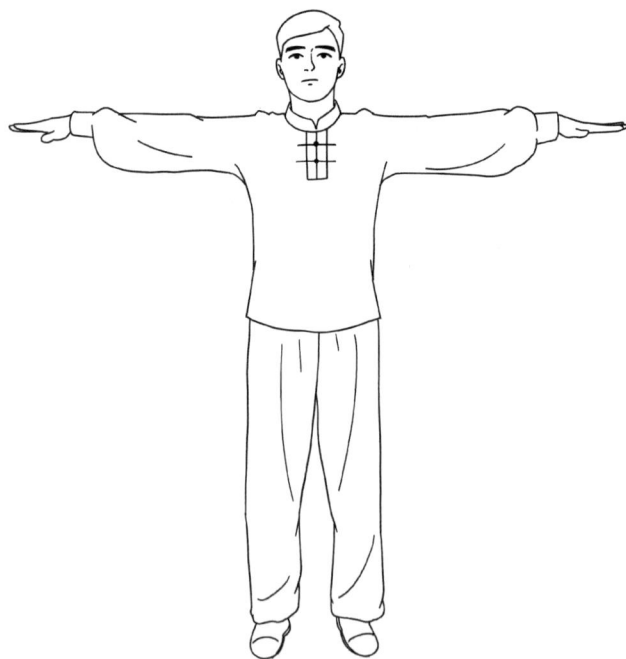

劳宫穴

图 2-3　大鹏展翅

四、排山倒海

推拿师取站立位,延续大鹏展翅的姿势,双手指尖向上,掌心向外,手臂伸直,两侧手掌用力向两侧推。发力时,需协调肩、肘、腕及上臂、前臂肌群,以肩关节为中心。保持此姿势,配合缓慢而深长的呼吸,重复数次(如 5~10 次),感受力量的均匀分布与释放(见图 2-4)。

五、双掌托天

推拿师取站立位,延续排山倒海的姿势,双上肢沿身体两侧缓慢上举,指尖相对,掌心向上,逐渐向上伸直双臂,直至双臂与身体呈直线或略呈弧形。动作过程中,注意保持身体平衡,发力时,应感受躯干和肩部的整体协调用力;同时,配合深长呼吸,吸气时双手上举,呼气时保持姿势稳定。脚跟不离地,保持此姿势 10~30 秒(见图 2-5)。

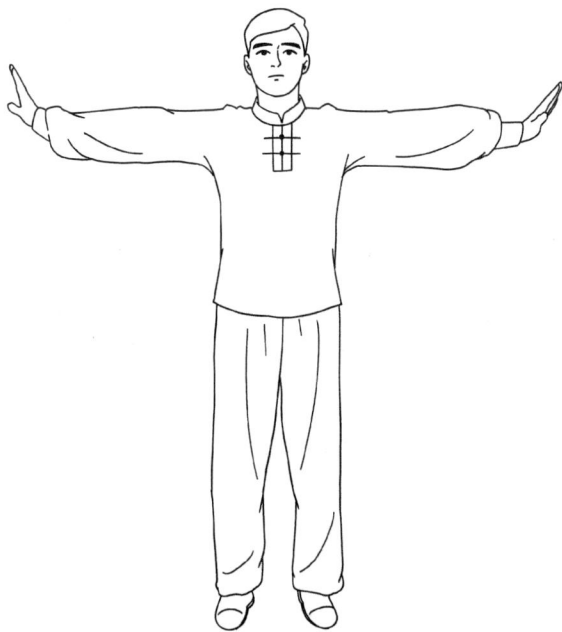

图 2-4　排山倒海　　　　　　　图 2-5　双掌托天

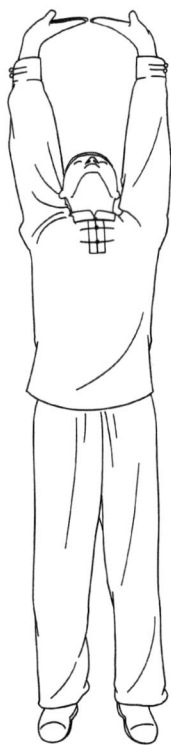

六、排山倒海

重复前述排山倒海动作一次(见图2-4)。

七、大鹏展翅

重复前述大鹏展翅动作一次(见图2-3)。

八、怀中抱月

推拿师取站立位,双手回到胸前。手掌相对,掌心略向内凹,似隔空抱球,保持双手间适当的距离(既不过近,也不过远,相距约一拳距离,能感受到轻微的拉伸感)(见图2-6)。

九、引气归元

推拿师取站立位,双手掌心相对,快速对搓至发热。首先,将发热的手掌贴于面部,停留5~10秒(时间可根据个人感受适当延长或缩短),感受掌心的温热;随后,双手再次快速对搓至发热,贴于腰部,也停留5~10秒。整个过程中,动作应连贯,呼吸自然。反复数次(见图2-7)。

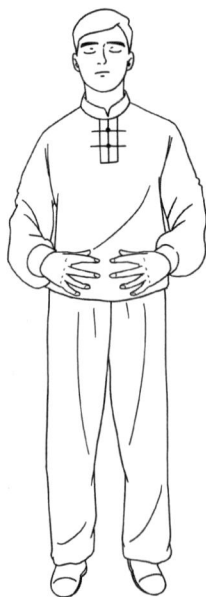

图2-6 怀中抱月　　　　图2-7 引气归元

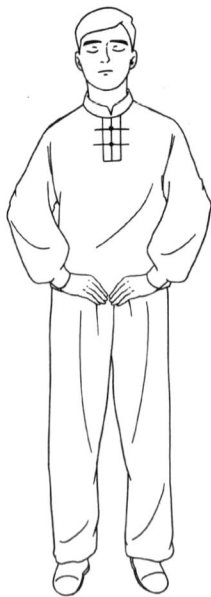

第三节 肢端推拿的手法

肢端推拿是通过多种手法刺激身体手、脚的特定部位,包括经筋、关节及附着在关节或骨膜附近的筋性结节点(筋节)等,以激活体内气血、促进健康的一种治疗方式。肢端推拿的用力方式多样,其中旋转型用力较为常见,手法重点在于调和人体气血,其补泻效应遵循"辨经定补泻,因势调动静"原则:轻柔徐缓、顺经操作为补(如手太阴肺经向心推),重疾逆经操作为泻(如手阳明大肠经离心推),通过疏通经络、调和气血实现阴阳动态平衡(《类经·针刺类》)。

一、基本手法

肢端推拿中常用的基本手法包括按、揉、推、擦等。根据被操作者的具体情况,这四种手法可单独使用,也可联合使用。下面分别介绍这四种手法的操作要点及作用。

1. 按法

指法:以手指(多用拇指,有时也可用中指)的指腹(即螺纹面),准确置于特定的穴位或治疗点上,运用适中且稳定的力度,垂直向下用力,进行有针对性的推拿操作(见图2-8)。

手法要求:固定操作点,避免操作时施力点发生移动,以确保操作部位受到持续、稳定的刺激,从而达到最佳的治疗效果。

运用:按法是众多基础手法之一,尤其在对效应区的刺激上,它发挥着至关重要的作用。

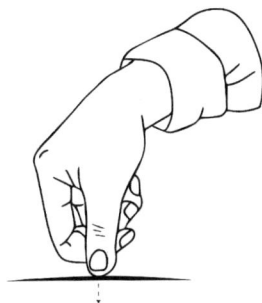

图2-8 按 法

2. 揉法

指法:以手指指腹固定在操作点上,做顺时针或逆时针均匀柔和的揉捻动作(见图2-9)。

手法要求:动作须均匀协调,频率为100~200次/分,压力适中并逐渐增强,力量能渗透到肌肤深层,在被操作者能承受的范围内,以被操作者感到舒适为宜。

运用:在信息区的治疗中,常采用揉法。治疗时,

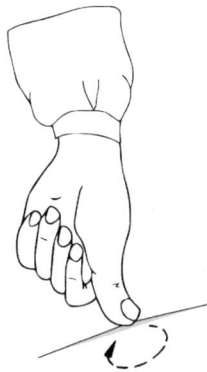

图2-9 揉 法

揉法常与按法等其他手法组合运用。

3. 推法

指法：以掌根覆盖于治疗区域上，轻贴皮肤，做单向的连续移动(见图2-10)。

手法要求：触摸皮肤宜轻柔，整个治疗区域应均匀受力，频率为60～100次/分。

运用：推法在肢端推拿中广泛应用于各个部位，尤其在脚背等区域较为常用。其手法温和，具有行气活血、舒筋活络的功效。

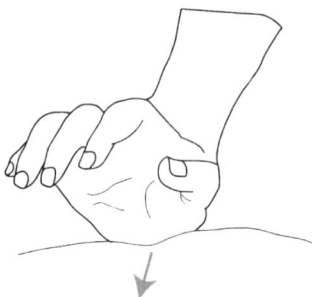

图2-10 推 法

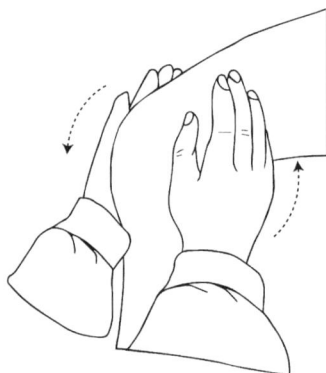

图2-11 擦 法

4. 擦法

指法：以大鱼际或小鱼际、手掌面及中指与食指并拢后的指腹紧贴操作区的皮肤，做快速而有力的来回移动(见图2-11)。

手法要求：根据被操作者的体质和部位，施以适度的按压，频率为200～300次/分，操作前先在皮肤上涂少许凡士林作为介质，操作时间以局部皮肤有温热感为宜，注意避免损伤皮肤。

运用：擦法通过掌面或鱼际部快速摩擦生热，具有温经通络、行气活血之效，常作为治疗收尾手法，操作后配合红外热成像监测局部微循环改善。适用于四肢等肌肉丰厚部位，禁与按揉法逆向交替使用。

二、肢端推拿的辅助手法

1. 扳法

指法：施术者一只手的手拇指和食指固定住被操作者手指或脚趾要调整

的关节近端,另一只手的拇指和食指抓住或捏住被操作者手指或脚趾该关节远端相对应的位置,以适当的力度和频率进行有节奏的扳动,反复多次(见图2-12)。

手法要求:被操作者取仰卧位,施术者用手固定被操作者脚拇趾近节趾骨;扳动时幅度应适中,不宜过大,频率控制在60~100次/分,每次治疗扳动30~50次即可,可重复一次,但应避免过度扳动造成损伤。

运用:扳法可用于缓解颈椎病等的相关症状,多作用于脚拇趾趾骨。

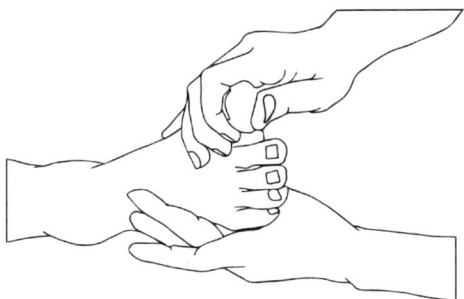

图2-12 扳 法

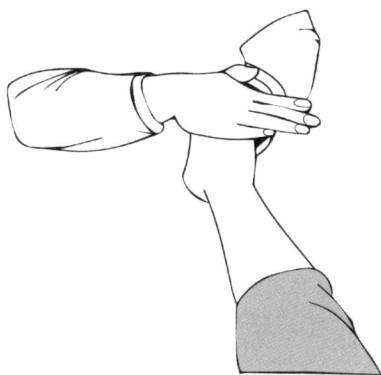

图2-13 梳理法

2. 梳理法

指法:施术者以食指、中指和无名指同时按压在被操作者各掌骨或各跖骨间,顺着掌骨、跖骨的走向自近端向远端轻柔地梳理、推动,带动皮肤、肌肉等组织,反复多次(见图2-13)。

运用:梳理法常用于缓解哮喘、胸闷等症状,通过梳理手法,有助于舒筋活络,促进气血流通。

三、肢端推拿的辅助工具

肢端推拿常使用一对银棒作为辅助工具,银棒长度约为12厘米,一头粗一头细。被操作者手握银棒,可辅助实现以下效果。

1. 握固

通过被操作者双手握住银棒,有助于排除身体内寒湿,促进肢端推拿治疗的效果。

2. 刺激手心穴位

手抓银棒时，银棒对手心的穴位产生刺激，这种刺激可以促进手心的气血运行，激发经络活力，进一步增强推拿的效果。

3. 辅助排出寒湿

如果体内有寒湿的被操作者握住银棒并接受肢端推拿，则银棒可传导推拿之力，显著增加对经络和穴位的刺激强度，促进气血流通，有助于体内寒湿的逐渐排出。中医认为，寒湿是多种疾病的根源，通过肢端推拿结合银棒，能更有效地激发经络气血运行，驱散寒湿之邪，有效缓解寒湿之邪带来的不适。

四、肢端推拿的注意事项

（1）接受肢端推拿治疗后，建议饮一杯温开水，以加速身体新陈代谢，同时也有助于缓解治疗过程中的紧张情绪。

（2）接受肢端推拿治疗后，应避免食用生冷食物和接触冷水，以免寒气入侵，影响推拿效果。特别是在冬天，更应注意保暖，避免受寒。这是因为肢端推拿旨在调理身体气血，而生冷食物和冷水可能会干扰这一过程，甚至引发新的健康问题。

（3）接受肢端推拿治疗后应避免过度劳累，以免影响治疗效果或引发不适。

五、肢端推拿的禁忌

（1）女性月经或怀孕期间，严禁进行肢端推拿。因为这两个时期女性身体处于特殊生理状态，对外界刺激反应更为敏感，否则会对生理周期或胎儿造成不良影响。

（2）按摩部位如有皮肤溃烂、感染或局部炎症等情况，不宜进行肢端推拿。因肢端推拿操作时对局部皮肤有直接作用，推拿可能会加重皮肤损伤，引发感染或使炎症扩散，不利于伤口的愈合和身体健康的恢复。

（3）治疗当天，严禁饮酒。因为摄入酒精后身体各项功能处于不稳定状态，此时接受推拿可能会对身体造成不良影响。如需饮酒，应在推拿治疗结束后间隔适当时间再进行，且饮酒量应适度。

（4）极度疲劳或身体极度虚弱时，不宜进行肢端推拿。因为此时身体处于较为脆弱的状态，推拿可能会加重身体负担，不利于恢复。

第三章

肢端推拿按摩要点

　　肢端推拿是通过特定的手法刺激被操作者的脚趾、手指、头面五官等部位,旨在疏通经络、调和气血、促进微循环、提高末梢神经的兴奋性、缓解肌肉紧张、增强肢体末端的感知能力,并有助于消散肢体末端的骨膜或关节部位可能存在的气血瘀滞或结节。

　　人体手指、脚趾等肢端部位在健康状态下通常表现为相对红润、光滑、温暖、柔软且感觉灵敏。这种状态反映了人体内元气充沛,精气神旺盛,身体各经络畅通无阻,脏腑气血能够顺畅地运行至周身末端。然而,当这些条件未能完全满足时,末梢部位就可能出现苍白、粗糙、冰凉、僵硬、干瘪或麻木等异常表现。这些症状的出现,往往提示身体处于亚健康或疾病状态。此时,在病变的末梢部位施加适当的手法刺激,对于促进身体恢复健康具有显著的辅助作用。

第一节　头面部按摩

　　头部位于人体的最顶端,由多块颅骨紧密连接而成,形成一个基本呈圆形的整体结构,这一结构精巧地保护着脑组织。与人体其他部位一样,头部同样是一个复杂而完整的反射区,其中,头顶区域尤为显著,它包含了两种不同类型的反射区。

一、头部反射区

　　前额的左侧为左上肢反射区,右侧为右上肢反射区;头顶中央区域为躯干反射区;而头的左后方为左下肢反射区,头的右后方为右下肢反射区(见图3-1)。

二、内脏反射区

　　头皮区域分布着各内脏反射区。其中,后枕部区域中,中线两侧是肾脏泌尿系统反射区,外侧是大肠反射区;靠近左侧前额叶区域是心血管系统反射区,右

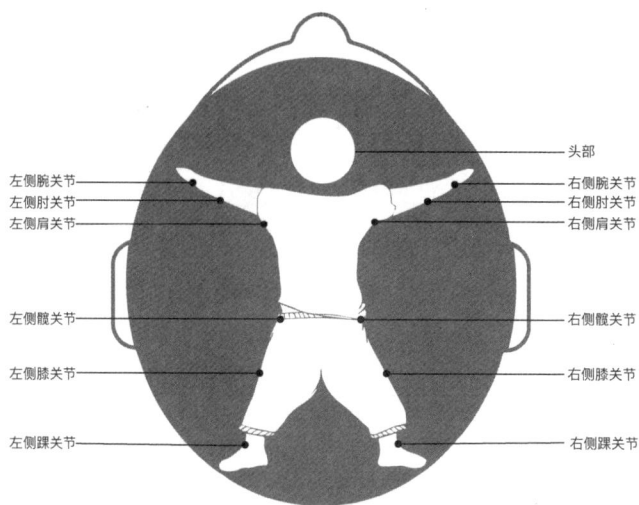

图 3-1　头部反射区

颞部是肝、胆反射区,左颞部是脾、胃反射区,双耳以上区域是腰神经、膈及肺的反射区(见图 3-2)。

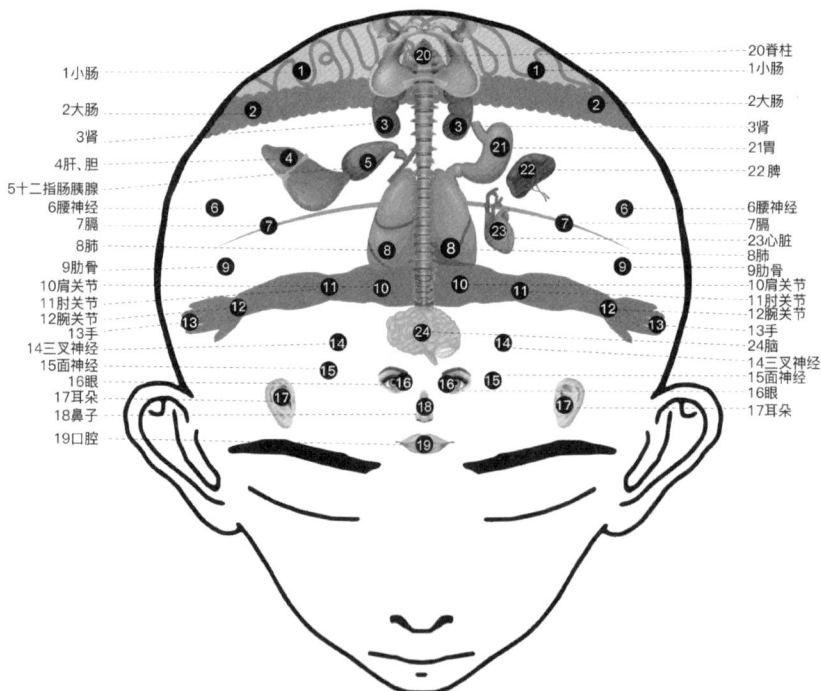

图 3-2　头部内脏反射区

三、头面部操作区

五官与五脏相对应,面部作为人体的重要组成部分,在中医理论中占据着举足轻重的地位。中医认为,头面部与五脏六腑之间存在着极为密切的联系,特别是五官,中医经典中有"鼻为肺之官(窍),目为肝之官(窍),口唇为脾之官(窍),舌为心之官(窍),耳为肾之官(窍)"的记述。此外,面部还是人体各器官健康状况的直观反映,通过观察面部的状态,可以在一定程度上解读出身体的健康状况。具体来说,从面色上看,若面部呈现粉红且润泽,则表明人体阴阳平衡,处于正常状态[见图3-3(a)];若面色发白,则可能预示着虚证或寒证;若面呈青色,则可能提示瘀证等[见图3-3(b)];若面部出现色斑且伴有头面部疼痛、畏寒等症状,可能提示体内存在寒邪侵袭、气血瘀滞等情况[见图3-3(c)]。从面部形态上看,如嘴歪眼斜,则可能是面瘫的征兆,可能是由创伤、耳部感染、神经炎、脑卒中、吉兰-巴雷综合征等引起[见图3-3(d)];如面部水肿变形,则可能由面部过敏、过敏性皮炎、流行性腮腺炎、智齿冠周炎等引起[见图3-3(e)]。

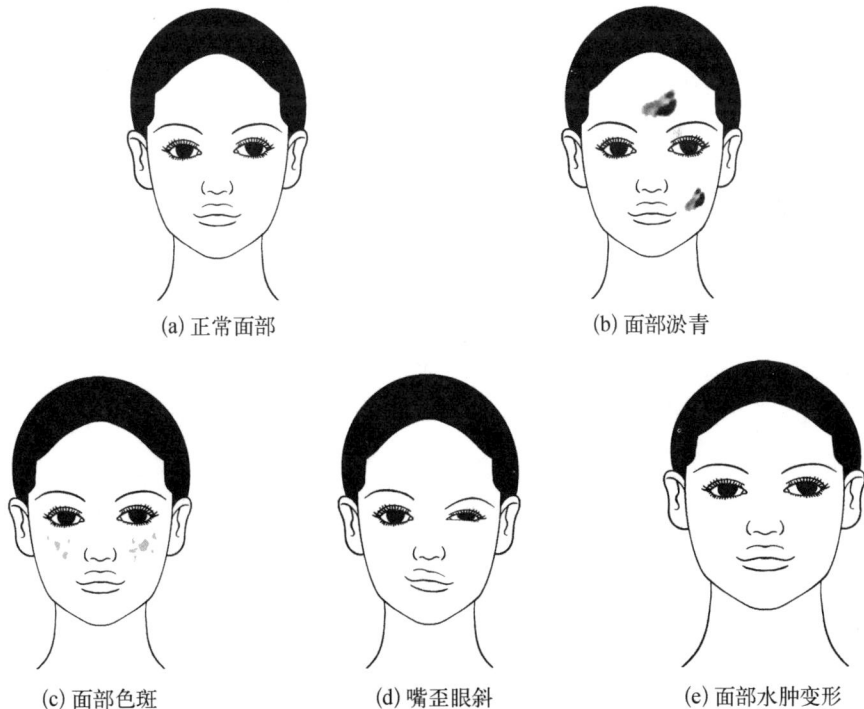

(a) 正常面部

(b) 面部淤青

(c) 面部色斑

(d) 嘴歪眼斜

(e) 面部水肿变形

图3-3 正常面部与病态面部示意图

面部脏腑分候是中医望诊的重要组成部分。通过观察面部不同区域的色泽、形态等变化,可以推断身体内部脏腑的病理变化及功能状况。下面将详细论述面部各部位的望诊要点。

1. 额部(发际至眉心上 1/3)

此区域在中医面部诊法中属于心的反映部位。

(1) 额部出现红色丘疹伴灼痛,且舌红苔黄,提示心火抗盛证;

(2) 额部出现青暗斑块,兼见胸闷心悸,提示心血瘀阻证;

(3) 额部出现黑痣,若无明显变化(如近期增大、破溃、颜色改变等),一般不作病理考虑。

2. 两眉头之间(印堂穴)

此区域主要反映肺的状态,但也与心、肝等脏腑相关。

(1) 印堂出现深色的竖纹,颜色赤红,伴咳喘气急等症状,提示肺气郁滞证;

(2) 印堂颜色赤红,脉细数,提示虚阳上浮证,需与戴阳证相鉴别;

(3) 印堂出现深青色,接近黑色,尺肤发凉,提示肺肾两虚证;

(4) 印堂出现丘疹、渗液、结痂,舌苔黄腻,提示肺胃湿热证。

3. 眉梢三角区及鼻梁中段

此区域属于中医肝胆的反映部位。

(1) 眉梢出现暗淡、朦胧的青色,伴两肋胀满、爱叹气等症状,提示肝郁气滞证;

(2) 眉梢或鼻梁出现成片的红色皮疹,质地油腻或伴有渗出液,眼屎多且黏,提示胆腑湿热证;

(3) 巩膜发黄,尿黄、大便灰白,提示肝胆湿热证所致黄疸;

(4) 皮肤晦暗、斑块交错、干燥枯槁,舌下络脉紫胀,提示瘀血内阻,需结合腹部触诊等方法综合判断是否为癥瘕积聚。

4. 鼻根(双目间,即山根)

此区域属中医肺的反映部位。

(1) 山根出现细密的横纹,伴鼻塞声重等症状,提示肺气失宣证;

(2) 山根出现从鼻根竖直延伸的深纹,伴舌红少津等症状,提示肺阴耗伤证。

5. 山根至迎香穴连线外侧区域

此区域属中医肺与大肠的反映部位。

(1) 此区域出现粟粒状白点,伴鼻孔燥痒等症状,提示大肠津亏证,可参考右寸脉象;

（2）此区域出现暗淡无光的黑斑,伴排便黏滞不爽等症状,提示肠腑湿热证,可结合舌苔黄腻的程度进行判断。

6. 鼻翼外缘至目内眦连线区域

此区域属中医少阳经(常涉及胆、三焦)的反映部位。

（1）此区域出现细小弯曲的毛细血管,伴有晨起口苦、苔黄腻等症状,提示胆腑郁热证;

（2）此区域出现晦暗的斑,伴胁肋疼痛延伸到肩背部等症状,提示胆经气滞血瘀证;

（3）皮肤上出现明显的纵纹,且肋骨下缘与腹部交界处在触诊时有明显的压痛,这可能是胆石症的早期症状,建议进一步行腹部B超检查;

（4）Murphy征检测法:手拇指按压右肋弓下与锁骨中线交点,嘱被操作者深吸气,若因疼痛骤停呼吸为阳性,提示急性胆囊炎。

7. 鼻头、鼻翼和鼻翼两侧

此区域属中医脾胃的反映部位,鼻头反映脾,鼻翼反映胃,鼻翼外侧反映小肠(《灵枢·五色》)。

（1）唇色淡白、干燥皲裂起屑,伴食少腹胀,提示脾气虚证;

（2）鼻部颜色鲜红,伴舌苔黄、干燥开裂,以及腹部胀满、按压疼痛加剧等症状,提示阳明腑实证;

（3）鼻子看起来苍白,伴有舌淡、舌体胖大、有齿痕等症状,提示脾气虚衰;

（4）鼻头颜色发黄,像是被烟熏过一样,伴小便短黄、大便秘结等症状,提示湿热蕴结脾胃证;

（5）鼻翼两侧出现暗红色血丝,伴口干口苦、口气重等症状,脉象滑数,提示胃经瘀热证。

8. 耳屏前至下颏区域

此区域属中医肾与三焦的反映部位。

（1）下颏(俗称下巴)皮肤青黑,伴腰膝冷痛等症状,提示肾阳不足证;

（2）耳屏前出现细小、密集的红色疹点,伴夜间尿频、尿急等症状,提示肝胆湿热证;

（3）下颏下方有肿块,质地坚硬,按压疼痛,伴小腹拘急、尿痛等症状,提示下焦湿热证(如泌尿系结石),需排查石淋可能;

（4）鱼尾纹增多、加深,伴有眼神涣散、耳廓干枯等表现,提示肾精亏虚证。

9. 颧弓下缘至口角水平线区域

此区域属中医手、足阳明经(常涉及大肠、胃)的反映部位。

(1)此处皮肤出现扩张的红色毛细血管,或出现密集的粟粒样疹子,颜色鲜红,伴有脐周冷痛、肠鸣辘辘等症状,提示脾胃功能失调证;

(2)此处出现晦暗的斑点,伴大便稀溏、夹杂未消化食物等症状,提示脾虚大肠失运证。

10. 颧弓下缘至地仓穴连线区域

此区域属中医手、足阳明经循行部位。

(1)此处皮肤出现扩张的红色毛细血管(呈蜘蛛网状),伴有脐腹部胀痛、拒按等症状,提示大肠热结证;

(2)此处出现密集的红色丘疹(伴红肿),口渴喜冷饮、大便秘结,提示阳明腑实证(可伴合谷穴压痛);

(3)此处出现暗褐色斑,呈月牙状分布,伴肛门排气增多、矢气臭秽,提示肠络瘀阻。

11. 面王(鼻准)以下至人中部

此区域为中医鼻下区,与肾、膀胱功能相关。

(1)鼻准鲜红,伴小便短赤、舌根黄腻苔、尺脉滑数等症状,提示下焦湿热证;

(2)鼻准颜色晦暗,伴夜尿频多、腰膝酸冷、太溪脉沉微等症状,提示肾阳虚衰证;

(3)鼻准出现青黑色的横纹或纵纹,伴有痛经、闭经、小腹冷痛等症状,提示寒凝胞宫证。

12. 人中沟及地仓穴环唇区

此区域分属任脉与足阳明胃经循行部位。

(1)女性人中沟短浅伴青筋,且月经延期、经色紫暗等,提示冲任瘀阻证;

(2)唇周出现暗淡的斑块,伴白带清稀量多、畏寒肢凉等症状,提示肾阳虚衰;

(3)人中纵纹颜色深且枯槁,伴闭经、不孕、手脚心及心胸烦热等症状,提示肾精亏虚证;

(4)唇周出现密集的红色丘疹,伴有脓头,小便黄赤涩痛、阴囊潮湿等,提示湿热下注证;

(5)上唇出现曲折的沟纹,颜色紫黯,伴阳痿、少腹冷痛等症状,提示督脉虚寒证。

四、头面部一般保健按摩要点

根据经络循行理论,头面部可分为8个保健按摩区,其按摩动线图如图3-4所示。具体操作主要按照以下九个步骤进行。

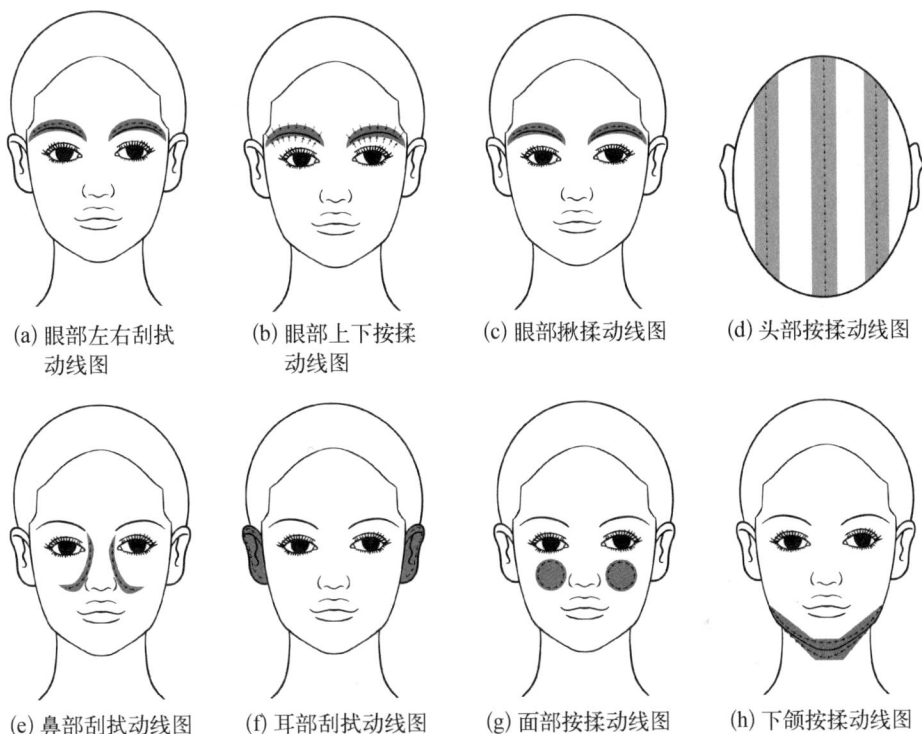

(a) 眼部左右刮拭
动线图

(b) 眼部上下按揉
动线图

(c) 眼部揪揉动线图

(d) 头部按揉动线图

(e) 鼻部刮拭动线图

(f) 耳部刮拭动线图

(g) 面部按揉动线图

(h) 下颌按揉动线图

图3-4　头面部按摩动线图

1. 春风拂面

操作部位:整个面部(见图3-5,扫描二维码观看操作视频)。

动作要领:被操作者取仰卧位,操作者面向被操作者,坐于被操作者头侧。首先,操作者需在被操作者面部均匀涂抹适量按摩油或按摩膏。然后,操作者用双手掌根或指腹,以轻柔的揉、推、摩等手法,先从面部额头中央向两侧、再从下颌向上至太阳穴等部位进行有序操作,重复3~5次。在整个按摩过程中,动作宜轻柔,确保面部每一个区域都能得到充分的刺激与放松。

手法功效:放松面部皮肤、浅筋膜,促进面部气血运行,改善面部经络气血流通。

局部反应:面部微热、放松。

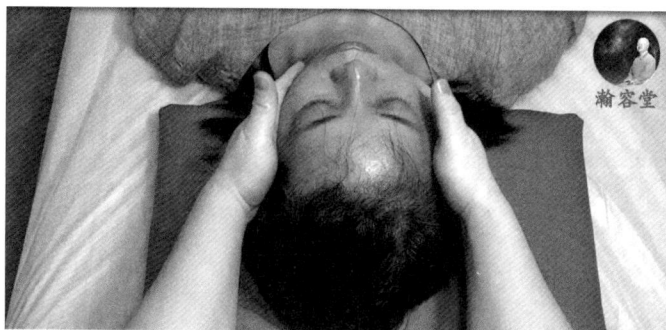

图 3-5　春风拂面

注意事项：在涂抹按摩油或按摩膏时，务必小心谨慎，避免误入被操作者的眼睛、鼻孔和口中。

2. 流星赶月

操作部位：面部（见图 3-6，扫描二维码观看操作视频）。

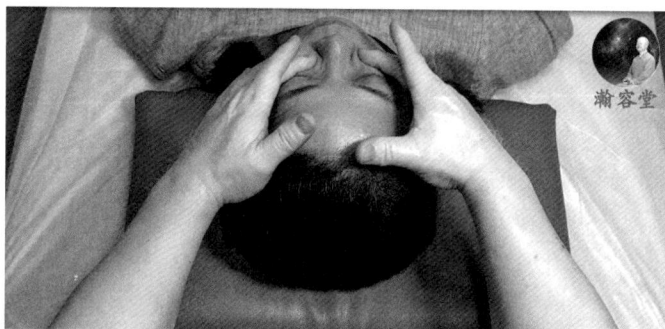

图 3-6　流星赶月

动作要领：被操作者取仰卧位，操作者面向被操作者，坐于被操作者头侧，以双手食指或中指指腹，轻柔且顺应皮肤纹理地在被操作者面部进行按摩。具体顺序为前额、眼眶上部、太阳穴、颧骨、鼻翼两侧、嘴唇周围、下颌骨。整个按摩过程应力度适中，频率适中，配合自然呼吸，反复进行数遍。

手法功效：有效松解面部筋膜，促进面部气血流通，改善面部肤色，缓解面部肌肉紧张。

局部反应：面部皮肤红润，皮肤、筋膜、神经、肌肉放松。

注意事项：在进行面部按摩前，操作者务必修剪指甲并确保指甲边缘光滑，以防在按摩过程中划伤被操作者的面部。同时,操作者需保持手部温暖,避免过冷的手部刺激被操作者的面部皮肤。

3. 星河探宝

操作部位:面部下颌骨下缘(见图3-7,扫描二维码观看操作视频)。

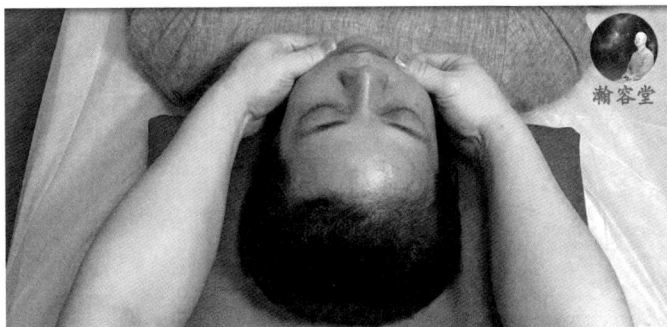

图3-7　星河探宝

动作要领:被操作者取仰卧位,操作者面向被操作者,坐于被操作者头侧,用双手的拇指和食指沿下颌骨下缘顺着肌肉纹理及经络走向先自上而下,再自下而上贴骨按揉,反复操作。

手法功效:有效松解下颌骨下缘的筋结点及条索状物。

局部反应:操作部位会出现发热、红润,并感到放松。

注意事项:此面部按摩手法可能带来一定的舒适感,但也可能因个人敏感度和承受能力的差异而感觉较为强烈。因此,应根据被操作者的即时反馈和承受能力灵活调整按摩的力度,以确保被操作者在整个过程中感到舒适且安全。

4. 日月同辉

操作部位:面部的前额部位(见图3-8,扫描二维码观看操作视频)。

动作要领:被操作者取仰卧位,操作者面向被操作者,坐于被操作者头侧,双手拇指同时由印堂穴开始按揉被操作者面部,沿着眉毛由内向外直至太阳穴,反复数次。随后,操作者以拇指从印堂穴沿前额正中线向上按揉至前发际,再分别从太阳穴、鱼腰穴向上按揉至发际,各操作数次。按揉时,应以被操作者感到舒适为度,避免过度用力。

手法功效:醒脑开窍、镇静安神。

局部反应:前额部位轻微发热、红润、放松。

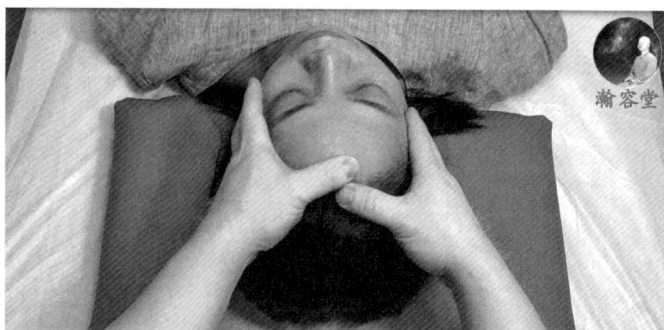

图 3-8　日月同辉

注意事项：力度由轻到重,循序渐进。

5. 雷霆霹雳

操作部位：下颌骨两侧及两侧颧骨周围(见图 3-9,扫描二维码观看操作视频)。

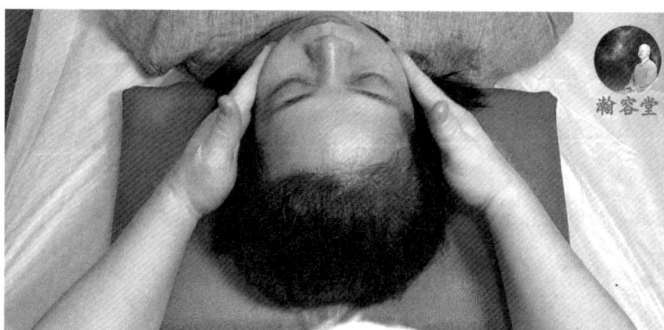

图 3-9　雷霆霹雳

动作要领：被操作者取仰卧位,操作者面向被操作者,坐于被操作者头侧。双手掌轻贴于被操作者下颌骨两侧,采用往返的直线式轻度用力擦法,力度以被操作者感觉局部温热、舒适为宜,避免产生烫痛感。随后,操作者沿被操作者颧骨两侧,采用轻柔的旋转式按摩法,保持手法方向的一致性,重复数次。

手法功效：进一步放松面部神经、血管、筋膜、皮肤组织。

局部反应：局部发热、红润。

注意事项：手法宜轻柔且迅速,以不损伤皮肤为原则。

6. 星罗棋布

操作部位：头部(见图 3-10,扫描二维码观看操作视频)。

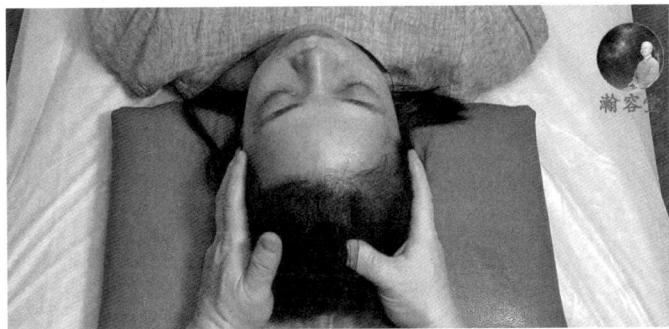

图 3-10　星罗棋布

动作要领：被操作者取仰卧位，操作者面向被操作者，坐于被操作者头侧。一只手托住被操作者头部以保持稳定，另一只手置于被操作者头部，以拇指指腹或指端为着力点，沿被操作者头部的前正中线、两鬓至头顶部区域及两侧的太阳穴从前向后按揉头皮部位数遍。力度应均匀、适中，以被操作者感到舒适为宜。

手法功效：有效放松头皮下筋结点和条索状物。

局部反应：头部轻微发热、放松，可能伴有酸胀感。

注意事项：避免用力过猛导致不适或损伤。

7. 问鼎苍穹

操作部位：头部至发际边缘（见图 3-11，扫描二维码观看操作视频）。

动作要领：被操作者取仰卧位，操作者面向被操作者，坐于被操作者头侧。双手拇指分别置于头顶部百会穴周边，用力向前推按头皮；随后，双手拇指前后交替，用力向前推挤头皮；接着，一只手托住被操作者头部以保持稳定，另一只手四指或五指（指尖）同时用力在被操作者的头皮上做前后、左右方向的摩擦。

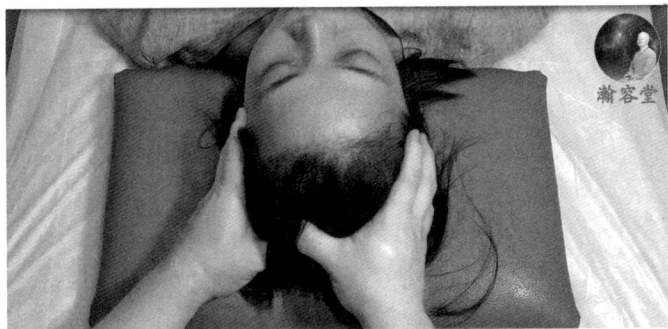

图 3-11　问鼎苍穹

手法功效：有效放松头皮及头皮下组织，促进头部经络气血运行，改善头发根部毛囊的血液循环，宁心安神。

局部反应：局部轻微发热、发麻。

注意事项：头皮局部有缺损、炎症或感染时，禁止做此手法。

8. 耳目一新

操作部位：眼睛及耳朵部位（见图3-12，扫描二维码观看操作视频）。

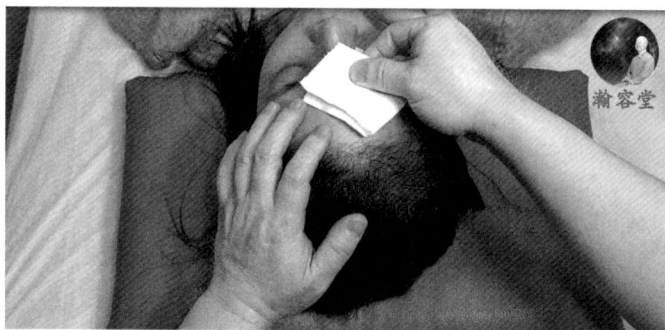

图 3-12　耳目一新

动作要领：被操作者取仰卧位，操作者面向被操作者，坐于被操作者头侧。① 耳朵的操作手法。操作者双手拇指和食指分别置于被操作者双耳的前后两侧，采用轻柔的揉捏和提拉手法，同时对抗用力沿着耳轮按照从下往上再从上到下的顺序按摩整个耳朵数遍。可以重点按摩耳垂、耳尖及耳周穴位，以促进耳部血液循环。② 眼睛的操作手法。操作者将一张餐巾纸折叠后放在被操作者的眉毛部位，以拇指指腹、食指指腹相对用力，捏住被操作者的眉毛部位，循序渐进地左右或上下牵拉眉毛下的筋，反复数次。

手法功效：耳清目明，缓解眼耳疲劳。

局部反应：局部轻微发热、红润，眼睛感觉清亮，耳朵感觉通畅。

注意事项：眼睛、耳朵部位较娇嫩，用力宜轻柔，力度要适中，避免用力过猛造成不适或损伤。

9. 云开雾散

操作部位：颈肩及任脉沿线（见图3-13，扫描二维码观看操作视频）。

动作要领：① 双手托揉颈部两侧；② 双手拇指与其余四指相对，以适当力度拿捏颈肩部肌肉，拿捏时要有节奏感，由浅入深；③ 以拇指指腹为着力点，由

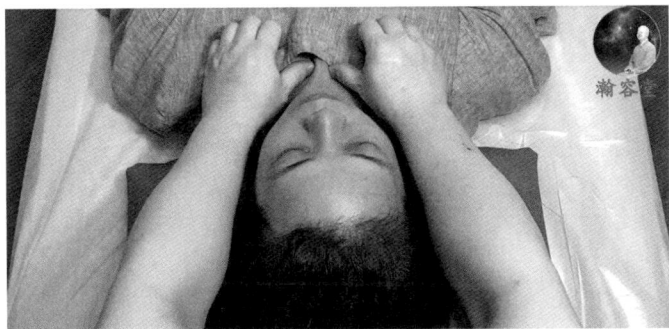

图 3-13 云开雾散

内而外均匀、轻柔地按揉被操作者的锁骨上下部位;④ 依次点按任脉上的关键穴位(承浆穴、廉泉穴、天突穴、璇玑穴、华盖穴、紫宫穴、玉堂穴、膻中穴、中庭穴、鸠尾穴、巨阙穴、上脘穴、中脘穴、建里穴、下脘穴、水分穴、神阙穴、阴交穴、气海穴、石门穴、关元穴、中极穴、曲骨穴),点按力度以被操作者能耐受且感到酸胀为宜;⑤ 双手掌面紧贴两胁部,以中等力度做上下往复的搓摩法,频率适中。

手法功效:放松胸廓、颈肩等部位,疏通局部经络气血,调和脏腑功能。

局部反应:呼吸轻松,颈肩部明显放松。

注意事项:手法应轻重适宜、柔和渗透,确保被操作者感到舒适。

第二节 手部按摩

一、手部操作区

人体手掌及手指在正常情况下应该呈现红润、光滑、温暖、柔软、充盈且灵敏的状态[见图3-14(a)]。然而,当身体处于亚健康状态或者患病时,手部某些部位可能会出现以下病态特征:冰凉[见图3-14(b)]、色斑[见图3-14(c)]、脱皮[见图3-14(d)]、开裂[见图3-14(e)]、肿胀[见图3-14(f)]、变形肿大[见图3-14(g)]和瘀青[见图3-14(h)]等。下面将根据肢端推拿理论对手部、脚部的分区与脏腑对应关系进行描述。

1. 手指

手指的按摩区及作用与脚趾相似,但因其更便于操作且反应灵敏,所以在某些专病治疗中更常取用手指(见图3-15)。

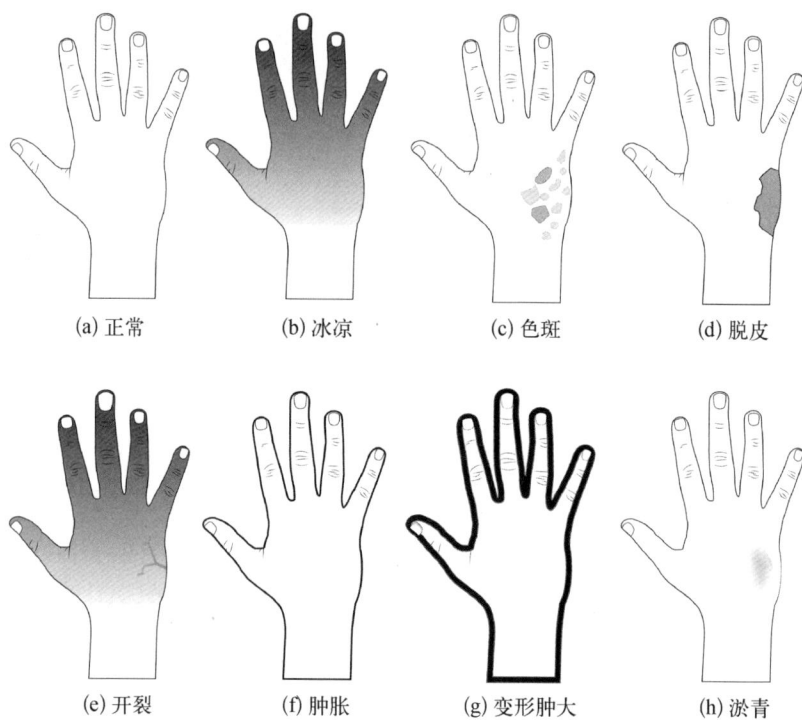

(a) 正常　　　(b) 冰凉　　　(c) 色斑　　　(d) 脱皮

(e) 开裂　　　(f) 肿胀　　　(g) 变形肿大　　　(h) 淤青

图 3-14　正常手部与病态手部特征

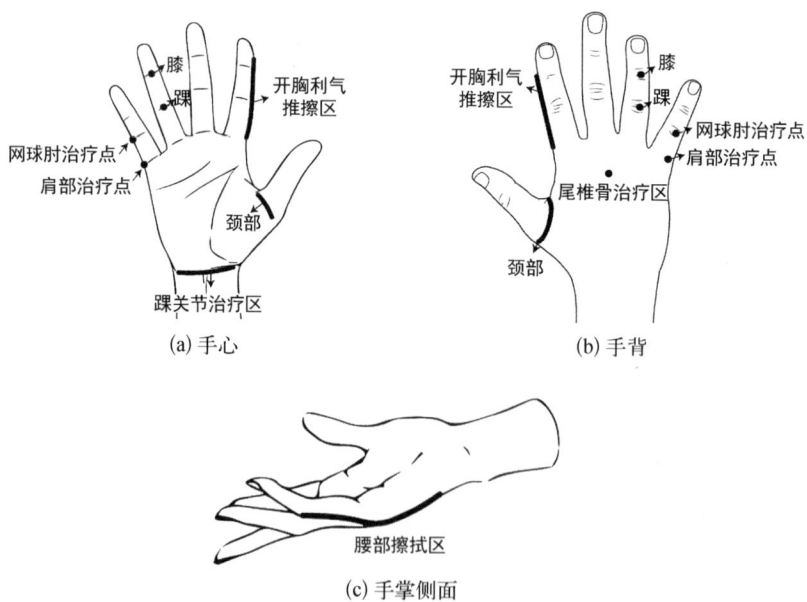

(a) 手心

(b) 手背

(c) 手掌侧面

图 3-15　手部专病治疗区

（1）拇指。

在肢端推拿理论中,拇指通常被认为是颈部反射区。

手法名称：拇指扳动法。

操作手法：操作者使用一只手的拇指和食指固定住被操作者的拇指根部,用另一只手的拇指和食指捏持住被操作者的拇指进行扳动,反复多次。每次扳动幅度不宜过大,以被操作者能耐受为度,并根据被操作者的病情和反应,重复进行5~10次。操作过程中需密切观察被操作者的反应,随时调整手法的力度和次数,确保被操作者安全。

适应证：适用于神经根型颈椎病等无扳动禁忌证（禁忌证：严重骨质疏松、拇指关节急性扭挫伤、类风湿关节炎活动期、拇指关节结核、陈旧性骨折畸形愈合、骨肿瘤等疾病患者）的颈椎疾病患者。

（2）食指。

食指外侧是大肠经的反射区。

操作手法：操作者以中指和食指并拢后的指腹紧按操作区的皮肤,做快速而轻柔的来回移动。

适应证：基于肺与大肠相表里理论（《素问·血气形志篇》）,操作该区域有助于缓解哮喘气急、慢性咳嗽及胸闷不适。

（3）食指与无名指。

左手食指根部及两侧为右侧髋关节及坐骨神经反射区,左手无名指根部及两侧为左侧髋关节及坐骨神经反射区；右手食指根部及两侧为左侧髋关节及坐骨神经反射区,右手无名指根部及两侧为右侧髋关节及坐骨神经反射区。

在肢端推拿理论体系中,近端指间关节是膝关节反射区。左手食指近端指间关节对应右膝关节反射区,左手无名指近端指间关节对应左膝关节反射区；右手无名指近端指间关节对应右侧膝关节反射区,右手食指近端指间关节对应左膝关节反射区。

在肢端推拿理论体系中,远端指间关节是踝关节反射区。左手食指远端指间关节对应右踝关节反射区,左手无名指远端指间关节对应左踝关节反射区；右手食指远端指间关节对应左踝关节反射区,右手无名指远端指间关节对应右踝关节反射区。

操作手法：操作者用拇指、食指和中指共同捏持住被操作者中指近端指节,以中等力度进行按揉,注意避免直接对关节进行过度按压。按揉结束后,以手掌小鱼际沿肢体纵轴方向进行轻柔的推擦,以促进局部血液循环。

适应证:中医理论认为,该操作可辅助缓解由膝关节、踝关节轻度软组织损伤引起的疼痛与不适,以及作为坐骨神经痛患者的辅助保健手法。

(4)中指。

在肢端推拿理论中,中指根部是腰骶反射区;中指的近端指间关节为胸椎及背部反射区;中指的远端指间关节为颈椎及咽喉部的反射区。

操作手法:操作者用拇指、食指和中指共同捏持住被操作者中指根部,围绕关节按顺时针和逆时针方向以中等力度进行按揉。按揉结束后,以手掌小鱼际沿肢体纵轴方向进行轻柔的推擦,以促进局部血液循环。

适应证:中医理论认为,该操作对尾骨外伤及骨折引起的疼痛有明显的缓解作用。

(5)小指。

左侧小指掌指关节两侧为左侧肩关节反射区;左侧小指近端指间关节为左侧肘关节反射区,左侧小指远端指间关节为左侧腕关节反射区;右侧小指掌指关节周缘为右侧肩关节反射区,右侧小指近端指间关节为右侧肘关节反射区,右侧小指远端指间关节为右侧腕关节反射区。

操作手法:操作者用拇指、食指和中指共同捏持住小指近端指间关节,围绕该关节按顺时针和逆时针方向以中等力度进行按揉。按揉结束后,可以手掌小鱼际从多个方向对操作区域进行轻柔的推擦,以促进局部血液循环。

适应证:可缓解肱骨外上髁炎(又称网球肘)引起的肘关节疼痛、腰部损伤后的疼痛,以及肩周炎引起的肩关节疼痛与不适。

(6)手掌根部。

手掌根部的特定区域通常被认为是肾脏及膀胱的反射区。

操作手法:操作者以手指(如拇指或食指)按压手掌根部,寻找到压痛点后,以拇指按压压痛点进行按揉。按揉时力度应适中,避免过度用力。

适应证:中医认为,脚跟痛可能与肾虚有关,特别是肾气不足。因此按摩手掌根部有助于调理与肾相关的功能状态,从而间接缓解脚跟痛等相关不适。

2. 手腕部

手腕部通常是同侧脚踝部的反射区,也是腕关节损伤的辅助治疗部位。

操作手法:操作时,可双手轻轻握持被操作者手腕,将双手拇指相对按压于手腕腕关节背侧,其他四指则从掌侧固定腕部,拇指以适当的力度进行顺时针和逆时针方向的按揉。按揉完毕后，双手握住被操作者手掌，以手腕为轴心轻柔而缓慢地抖动腕部，以放松腕关节及周围肌肉。

适应证：可辅助缓解同侧脚踝部及腕关节多种急、慢性损伤所致的疼痛与不适。

二、手部一般保健按摩要点

对手部的推拿，主要按照以下几个步骤进行。

1. 开门通关

操作部位：腕关节周围（见图 3-16，扫描二维码观看操作视频）。

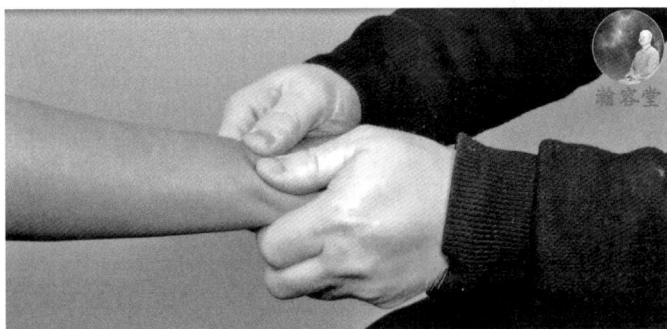

图 3-16　开门通关

动作要领：操作者用双手拇指和食指握住被操作者腕关节，先以腕关节为中心上下左右摇动。

手法功效：拉伸、松解腕关节及其周围软组织，旨在促进上肢与手部的气血经络充分相通，达到舒筋活络、调和气血的功效。

局部反应：被操作者常感手腕灵活、手臂轻松。

注意事项：操作时需注意力度的把控，用力过猛易致手腕扭伤，用力过轻又达不到预期效果。因此，要根据被操作者的情况适度用力，并随着被操作者的反应缓慢、顺势地调整腕关节的位置和角度。

2. 云中漫步

操作部位：双手背部（见图 3-17，扫描二维码观看操作视频）。

动作要领：被操作者手心向下，操作者用一只手握住被操作者手部，另一只手沿着被操作者的手背掌骨，按第五掌骨至第一掌骨的顺序，从腕关节近端开始

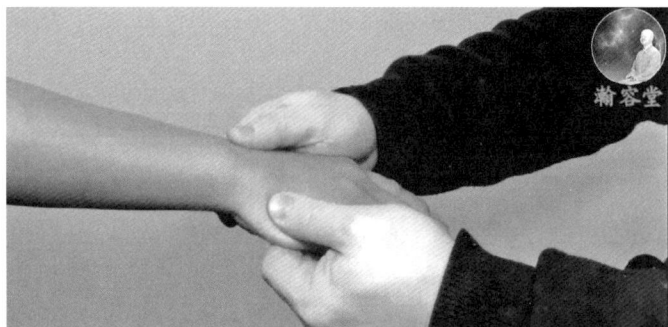

图 3‑17 云中漫步

依次向掌指关节方向按摩。

手法功效：促进掌背部血液循环，缓解肌肉紧张与痉挛，软化并消散筋结，改善局部微循环。

局部反应：被操作者手背微微发热，皮肤红润。

注意事项：手法应紧贴骨面，采用轻柔且缓慢的方式进行按揉，严禁搓动皮肤，以免造成不适或损伤。整个操作过程建议来回进行 2～3 次。

3. 海床拾贝

操作部位：掌指关节腹侧面及左右两侧，即八邪穴附近（见图 3‑18，扫描二维码观看操作视频）。

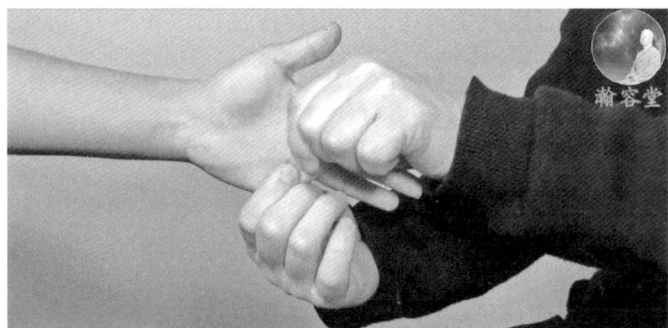

图 3‑18 海床拾贝

动作要领：被操作者手心向下，操作者将一只手的食指放于被操作者掌指关节腹侧面附近，沿着掌指关节的腹侧面及左右两侧，慢慢寻找条索状物和筋结点，然后用力按揉该部位的条索状物或筋结点，一般一个部位 2～3 次，严重者 3～5 次。

手法功效：有助于疏通掌指关节经络，驱散寒湿之邪。

局部反应：治疗后，通常被操作者会感到手掌和手指有温热感，手指轻松、灵活度增加，或有轻微出汗现象。

注意事项：此处由于用力较大，操作者应特别小心，避免指甲划破被操作者皮肤，施力轻重以被操作者的承受度为准。

4. 海底捞月

操作部位：手掌部位（见图3-19，扫描二维码观看操作视频）。

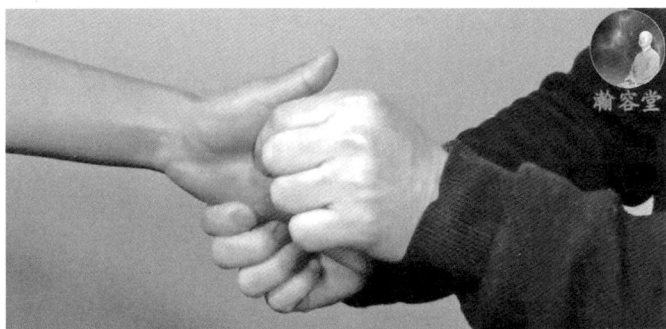

图3-19 海底捞月

动作要领：被操作者手心向下，操作者用一只手托住被操作者手背以稳定其手部，另一只手食指按揉于被操作者手掌心，并在手掌内慢慢寻找发硬变紧的条索状物或者筋结点。

手法功效：有助于缓解手掌紧张，松解手掌心的筋结点或条索状物，促进局部血液循环。

局部反应：治疗后，手掌可能会发热、微红，感觉更加柔软。

注意事项：此手法的关键是准确找出手掌心内的筋结点和条索状物，并通过适当的按揉手法，慢慢消除筋结点和条索状物。

5. 过关斩将

操作部位：双手指间关节（见图3-20，扫描二维码观看操作视频）。

动作要领：被操作者掌心向下，操作者用一只手握住被操作者手部，用另一只手的拇指和食指轻轻捏住被操作者的指间关节，按照中指、无名指、食指、小指、拇指的顺序，由近端指间关节向远端指间关节方向进行左右方向轻微、快速的拨揉，以刺激并松解关节周围的筋结点。

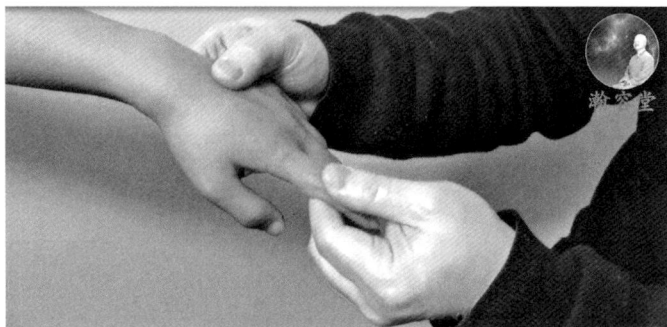

图 3-20　过关斩将

手法功效：有助于缓解指间关节僵硬，松解双手指间关节的筋结点。

局部反应：治疗后，手可能会出汗，手指关节变得灵活、红润。

注意事项：此手法需重点松解双手的每一个指间关节，同时在操作过程中，要善于发现并重点处理指间关节周围的筋结点和结缔组织。操作力度和频次需因人而异，一般 2～3 次。

6. 节中生治(手部)

操作部位：指间关节(见图 3-21，扫描二维码观看操作视频)。

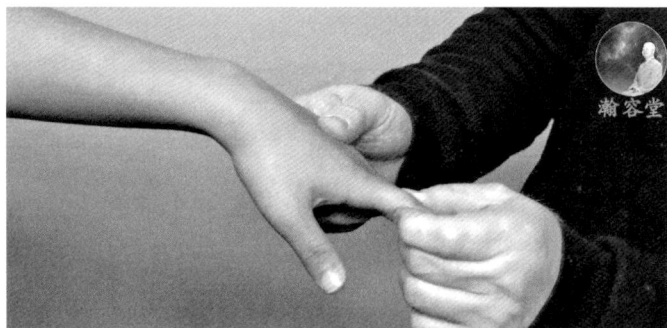

图 3-21　节中生治(手部)

动作要领：被操作者掌心向下，操作者用一只手握住被操作者手部，另一只手的拇指从手背侧稳住被操作者需要重点处理的指间关节，食指则放置于被操作的指间关节侧面，进行左右方向的弹拨，以刺激并松解指间关节周围的筋结点。

手法功效：有助于缓解指间关节僵硬，重点松解指间关节部位的筋节点和结缔组织。

局部反应：操作后，被操作者可能会出现手部红润、出汗、发凉、发热、发麻等感觉。

注意事项：此手法较痛，操作力度及频次需因人而异，一般 2～3 次。

7. 地动山摇

操作部位：双手掌指关节和指间关节（见图 3 - 22，扫描二维码观看操作视频）。

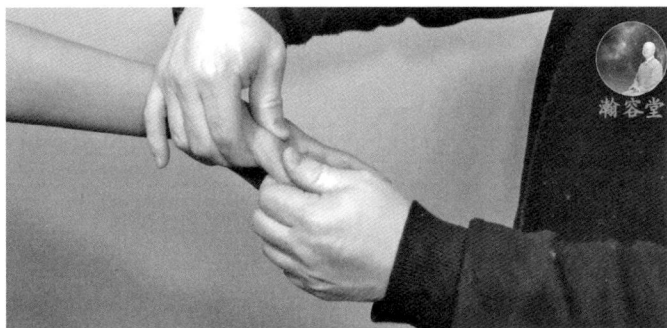

图 3 - 22　地动山摇

动作要领：操作者用一只手固定住被操作者手指关节近端，另一只手握住被操作者手指关节远端，上下左右摇动掌指关节及指间关节。

手法功效：此手法可以有效缓解掌指关节或指间关节的活动受限、痉挛、水肿、僵硬等症状，改善关节功能。

局部反应：手指灵活度增加，活动更加顺畅。

注意事项：在摇动指间关节过程中，要留意被操作者的反应，以被操作者能耐受为度。

8. 浴火重生

操作部位：手指或手掌的侧面（见图 3 - 23，扫描二维码观看操作视频）。

动作要领：操作者用一只手握住被操作者的手部，另一只手沿着被操作者每根手指的侧面快速摩擦，以操作部位的皮肤快速升温至发烫为止，按照从小指到拇指的顺序进行。

手法功效：快速激活手指部位的末梢神经和微循环。

局部反应：通常情况下，被操作者会感觉到手部的灼热感向肩膀、颈椎、面

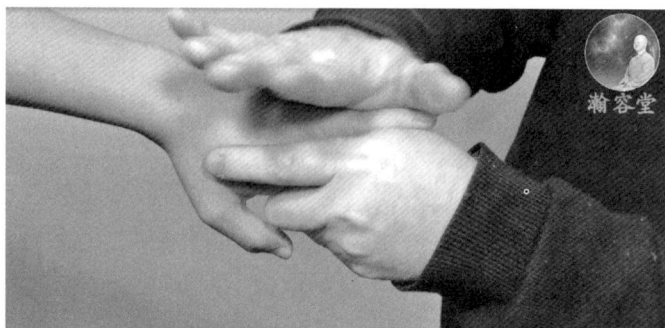

图 3-23　浴火重生

部或者整个身体扩散。

注意事项:在摩擦过程中,力度宜轻不宜重,以皮肤潮红但不破损为度。

9. 大过三关

操作部位:上肢部位(见图3-24,扫描二维码观看操作视频)。

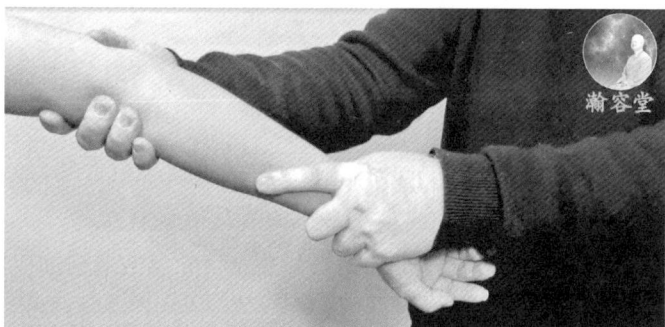

图 3-24　大过三关

动作要领:操作者与被操作者面对面站立,以被操作者右侧上肢为例,操作者左手握住被操作者的右手腕部,右手轻放于被操作者右侧肘部上方,以肘关节为轴心,随后右手缓缓用力,带动被操作者前臂进行顺时针或逆时针的缓慢旋转,并适时进行牵拉,此过程亦会涉及肩关节的协同活动。同时左手配合保持被操作者手腕的稳定。

手法功效:松解上肢肌肉紧张,并有助于肩关节、肘关节与腕关节的灵活度提升。

局部反应:被操作者整个上肢及肩关节会有轻松感,上肢关节活动更为灵活。

注意事项：操作力度宜适中，缓慢用力后应适时停留，观察被操作者的反应，再缓慢放力。

第三节　脚部按摩

人体脚掌和脚趾在正常情况下应该呈现红润、光滑、温暖、柔软、有弹性、感觉灵敏等状态[见图3-25(a)]。然而，当人处于亚健康状态或患病时，脚部可能会表现出多种病态特征，如冰凉[见图3-25(b)]、色斑[见图3-25(c)]、脱皮[见图3-25(d)]、开裂[见图3-25(e)]、肿胀[见图3-25(f)]、变形肿大[见图3-25(g)]、瘀青[见图3-25(h)]等。

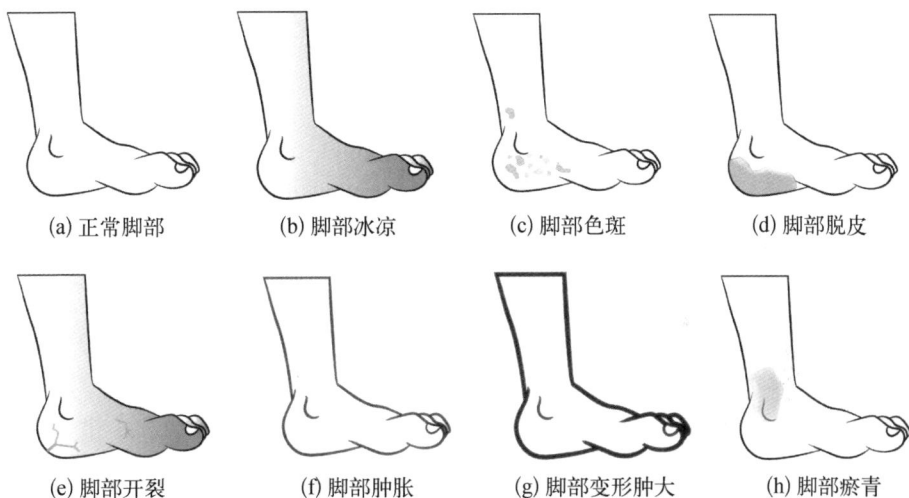

(a) 正常脚部　　　(b) 脚部冰凉　　　(c) 脚部色斑　　　(d) 脚部脱皮

(e) 脚部开裂　　　(f) 脚部肿胀　　　(g) 脚部变形肿大　　　(h) 脚部瘀青

图3-25　正常脚部与病态脚部示意图

一、脚部操作区

脚趾的俯侧面是肢端推拿中调理全身的关键操作区域。越靠近趾尖，对微循环的刺激越显著；而脚趾的内外侧则具有更强的传导效应，能将调理效果向身体深处传导。因此，对包括脚趾在内的整个脚底区域进行推拿，是慢性病治疗与日常保健的常规操作，有助于调和气血、平衡阴阳(见图3-26)。

1. 脚趾底面

(1) 平面区：从趾根(跖趾关节)到趾尖的各关节连接处(趾间关节)，又称为

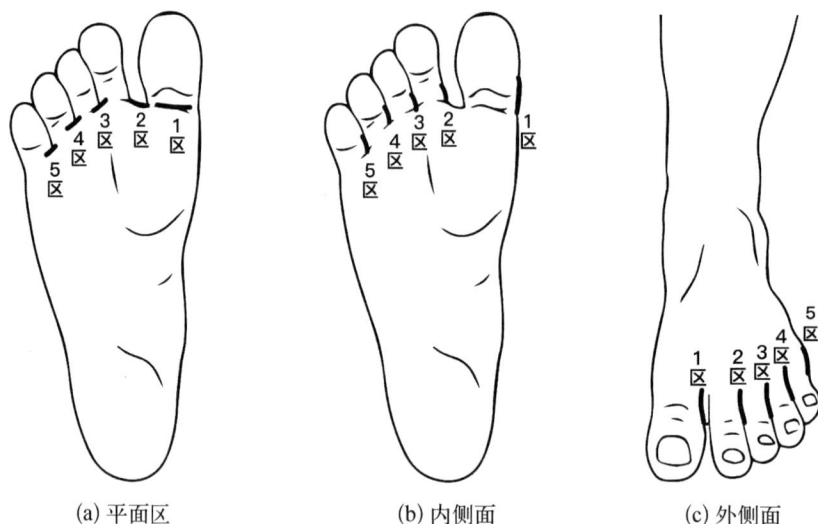

(a) 平面区　　　　　　　　(b) 内侧面　　　　　　　　(c) 外侧面

图 3 - 26　脚部操作区

平面 1 区、平面 2 区、平面 3 区等。

操作手法：操作者以双手的拇指和中指由脚底面和脚背面捏持住被操作者的趾根并相对用力，中指固定，拇指进行按揉，双手保持同一节奏和力度。操作时，指力可以逐渐加重，以被操作者能耐受为度。

（2）内侧区：以近第一脚趾侧为内侧，每个趾骨内侧面根部为内侧区。

操作手法：操作者面对被操作者，双手分别对被操作者两侧肢体进行操作。操作者以一只手拇指指腹按压在被操作者脚趾内侧面根部，食指和中指置于脚背面对应位置，与拇指共同夹持住趾根以施力，拇指进行按揉。操作时指力可逐渐加重，以被操作者能耐受为度。每组以 20～50 次为宜，可重复 2～3 组。

（3）外侧区：以近第五脚趾侧为外侧，每个趾骨外侧面根部为外侧区。

操作手法：操作者面对被操作者，双手分别对被操作者两侧肢体进行操作。操作者以一只手拇指指腹按压在被操作者脚趾外侧面根部，食指和中指置于操作关节的对应位置，与拇指共同夹持住趾根以施力，拇指进行按揉。操作时指力可逐渐加重，以被操作者能耐受为度。每组以 20～50 次为宜，可重复 2～3 组。

2. 脚趾

（1）第一脚趾：按以下分区与方法操作。

a. 第一脚趾根部：指第一脚趾近节趾骨基底部及其周边区域，对应颈部反射区。尽管手指亦有颈部反射区，但临床上常优选脚部相应反射区进行刺激。

操作手法：操作者用一只手的拇指和食指固定住被操作者第一脚趾的近节趾骨，另一只手的拇指和食指捏持住该脚趾的远节趾骨，轻柔、缓慢地将被操作者第一脚趾向脚背方向进行牵拉扳动，使趾间关节得到活动。力度需适中，以被操作者感觉舒适或能耐受为度，避免引起疼痛或不适。动作可重复进行多次，每次扳动后可略作停顿，再进行下一次。操作频率和总次数应根据被操作者的具体情况和反应进行调整。操作过程中密切观察被操作者的反应，如有不适立即停止。

适应证：适用于缓解因颈椎姿势不良、劳损等引起的轻至中度颈部不适，如颈部僵硬、酸痛、活动轻微受限等。

禁忌证：严重颈椎病变，特别是脊髓型颈椎病患者禁用。严重骨质疏松者慎用或禁用，避免间接暴力导致骨骼损伤。操作部位（第一脚趾）有皮肤破损、感染、红肿热痛、急性损伤（如新近发生的扭伤、骨折未愈合）或严重静脉曲张等情况者禁用。

b. 第一脚趾趾腹（螺纹面）：左脚第一脚趾趾腹对应肝胆反射区，右脚第一脚趾趾腹对应脾胃反射区。

操作手法：操作者以拇指指腹按压在被操作者第一脚趾趾腹，同时将食指置于第一脚趾背侧，与拇指相对，共同夹持住第一脚趾以辅助施力。拇指进行按揉，指力适中柔和，按揉的速度应均匀，每次按揉可持续数分钟，具体时长可根据被操作者的体质、病情、耐受度及施术后的反应灵活调整。

适应证：此方法适用于舒肝利胆、健脾和胃，缓解肝胆区不适、胃胀、消化不良等症状。

c. 第一脚趾内侧面根部：对应口面部反射区。

操作手法：操作者以拇指指腹按压在被操作者第一脚趾内侧面根部，同时将食指置于该脚趾外侧面相应位置，与拇指形成对捏，以稳定脚趾并辅助拇指发力进行按揉。操作时指力可由轻渐重，按揉速度应均匀，以被操作者感觉舒适或能耐受为度，每次按揉可持续数分钟。

适应证：此方法适用于辅助调理口面部相关的症状，如三叉神经痛、中风后口噤不开（指嘴不能自由开合或只能微张的一种症状）及面瘫等。

（2）第二脚趾：中医理论认为，第二脚趾为足阳明胃经循行所经过的部位，也为同侧下肢反射区。

操作手法：操作者可选择双手同时施术。每手以拇指和中指分别由脚趾底面及脚背面捏持住第二脚趾趾根,相对用力进行按揉。双手动作宜协调一致,保持同一节奏。操作时指力应适中,可逐渐加重至被操作者感觉舒适或能耐受的程度,按揉速度应均匀和缓,每次按揉可持续数分钟。

适应证:此方法主要用于刺激和调理胃经,有助于改善胃部相关不适;同时,对因胃经循行或功能失调所致的同侧下肢某些症状(如酸胀、不适)及部分腰部不适也可能具有一定的辅助缓解作用。

(3)第三脚趾:主要对应脊柱反射区,其趾根部的两侧可分别对应脊柱的左右两侧。

操作手法:操作者可双手同时施术,每手针对一侧脚部的第三脚趾。操作者可以拇指和中指分别由脚底面及脚背面捏持住被操作者第三脚趾趾根,相对用力进行按揉;或以拇指指腹按压在第三脚趾趾根的一侧(内侧或外侧),食指和中指置于脚趾的对侧相应位置,形成夹持,拇指在该选定侧面进行按揉。双手动作宜协调一致,保持同一节奏。操作时指力应由轻渐重,以被操作者感觉舒适或能耐受为度。按揉速度应均匀和缓,每次按揉可持续数分钟。

适应证:此方法有助于辅助调理脊柱相关的不适,如腰椎间盘突出症所引发的症状、腰部急慢性劳损等。

(4)第四脚趾:为足少阳胆经循行所经过的部位,与肝经也有内在联系(互为表里),其趾根部内外两侧及底部常作为坐骨神经的反射点。

操作手法:操作者可双手同时施术,每只手针对一侧脚部的第四脚趾。操作者可以拇指和中指分别由脚趾底面及脚趾背面捏持住被操作者第四脚趾趾根,相对用力进行按揉;或以拇指指腹按压第四脚趾趾根的一侧(内侧或外侧),食指和中指置于脚趾的对侧相应位置,形成夹持,拇指进行力度稍强的按揉。双手动作宜协调一致,保持同一节奏,操作时指力应由轻渐重,以被操作者感觉舒适或能耐受为度。按揉速度应均匀、和缓,每次按揉可持续数分钟。

适应证:此方法可用于缓解肝胆区的不适感,以及坐骨神经痛引起的疼痛、麻木等症状,对腰椎间盘突出症的某些症状也有辅助缓解作用。

(5)第五脚趾:中医理论认为,双脚外侧第5跖骨近端前凹陷处为肩部反射区,其远端为肘部反射区。

操作手法:操作者可以一只手的拇指和中指分别于脚趾底、脚趾背捏持被操作者第五脚趾趾根,相对用力按揉;或以拇指指腹按压第五脚趾趾根外侧面,食指、中指于对应侧面与拇指夹持施力按揉。另一只手同法操作,双手保持同一节奏。操作时指力应适中,可渐增至被操作者耐受程度,按揉速度均匀,每次持续数分钟。

适应证:此方法可用于辅助调理肾与膀胱相关泌尿系统疾病及缓解侧腰部损伤、肩周炎症状。

3. 脚背

(1) 脚背每根趾骨:中医理论认为,脚背每根趾骨都与气血运行有关,按摩趾骨有助于开胸理气。

操作手法:操作者以一只手的拇指和中指指腹分别放在脚趾底面及脚趾背面捏住脚背脚趾骨的根部,适当用力按揉;同时,以食指、中指或无名指同时按压在被操作者各跖骨间隙,自脚跟向脚尖方向缓慢且有力地滑动拉伸,重复多次。在此基础上,可配合轻柔的梳理手法,即用双手掌面交替或同时从脚踝向脚趾方向轻推梳理脚背部肌肉,以促进血液循环和放松肌肉。

适应证:此方法可用于辅助缓解哮喘等因肺气不利、气机失调所致的病症。

(2) 整个脚背:可以使用按揉法,也可以使用推擦法。

操作手法:操作者双手掌覆于被操作者双脚背,确保接触面密合,以适中的速度和平稳、连续的力度,自脚尖向脚跟方向进行均匀柔和的推擦,避免过度用力或忽快忽慢。

适应证:推擦法可单独使用或与其他方法配合,具有温通经络、行气活血的作用。在肢端操作前施术可激发卫气运行;在操作后施术可促进营卫调和,从而增强疗效。推擦法需根据证型特点及治疗阶段辨证施用,对多种慢性疾病及亚健康状态的调理具有积极作用,同时也具有一定的保健功能。

二、脚部一般保健按摩要点

对脚部的推拿,主要按照以下九个步骤进行。

1. 春风拂晓

操作部位:双脚背部(见图 3 - 27,扫描二维码观看操作视频)。

动作要领:操作者将双手手掌平放在被操作者双脚脚背上,做上下快速而轻柔的摩擦运动。操作者也可将双手拇指与其余四指分开,拇指置于被操作者脚心,其余四指置于脚背,做前后方向轻柔而快速的摩擦运动。

手法功效:能够迅速促进脚部血液循环,让脚部快速活血发热,有助于缓解脚部疲劳,促进新陈代谢。

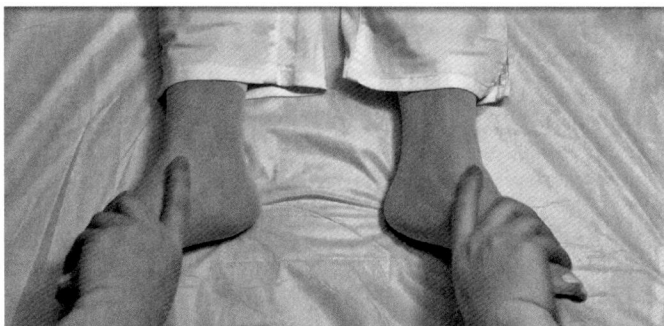

图 3-27　春风拂晓

局部反应：治疗后，被操作者通常会有脚部发热、发麻等感觉。

注意事项：操作时，被操作者应穿着干净透气的袜子，以保护皮肤并减少摩擦带来的不适感。手法应轻柔而快速，避免用力过猛，以免造成皮肤损伤。

2. 二龙戏珠

操作部位：双脚趾间关节腹侧面及内侧面（见图 3-28，扫描二维码观看操作视频）。

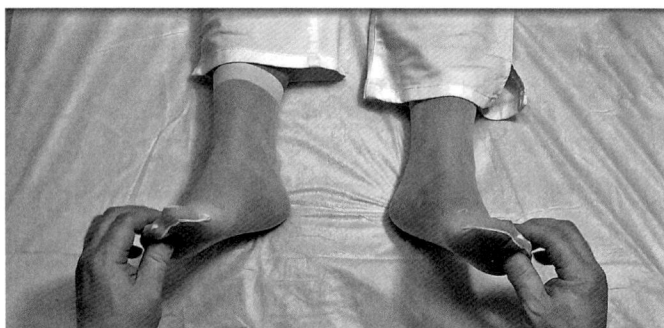

图 3-28　二龙戏珠

动作要领：操作者将双手食指和中指放于被操作者脚趾背侧，双手拇指放于被操作者脚趾的趾间关节腹侧面。通过双侧肩关节发力，由肘关节带动腕关节旋转，最终由拇指腹侧面顶端贴实在被操作者的趾间关节腹侧面进行按揉，使力量均匀渗透至关节及周围经筋组织。

手法功效：可有效松解双脚趾间关节及关节周围经筋组织的紧张状态。

局部反应：治疗后，被操作者会有局部疼痛、酸胀和松软的感觉，部分被操作者可能出现局部轻微热感、冷感等反应。

　　注意事项：力度可逐渐增加，但要避免用力过猛。对于足癣（俗称"脚气"）患者或皮肤有破损者，应慎用或者避开相关区域进行操作。

3. 龙宫探宝

　　操作部位：双脚跖趾关节腹侧面（见图3-29，扫描二维码观看操作视频）。

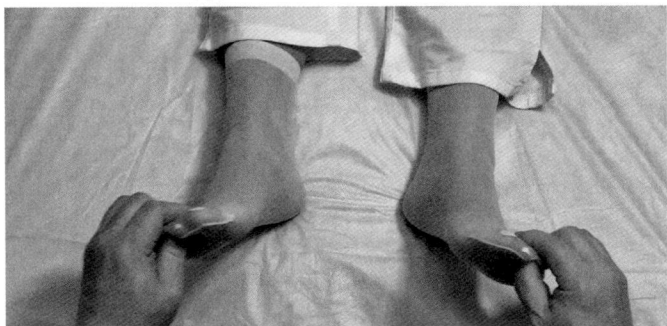

图3-29　龙宫探宝

　　动作要领：操作者将双手食指和中指放于被操作者脚趾根部背侧，双手拇指指腹放于被操作者脚趾的跖趾关节腹侧面。通过双侧肩关节发力，由肘关节带动腕关节旋转，最终由拇指腹侧面顶端贴实在被操作者的跖趾关节，对其周围及经筋组织进行深度按揉，在操作过程中重点按揉趾间关节周围的筋结点。

　　手法功效：可有效松解双脚跖趾关节及关节周围经筋组织的紧张状态。

　　局部反应：治疗后，被操作者会有局部发热、疼痛、酸胀和松软的感觉。

　　注意事项：操作时，力度应因人而异，根据被操作者的反应进行调整，避免过度用力造成不适。一般每个跖趾关节处可按揉3～5次，以被操作者感到舒适和症状有所改善为宜。对于皮肤破损、炎症或有其他禁忌证的部位，应禁止操作。

4. 海鸥飞翔

　　操作部位：双脚趾间关节外侧面（见图3-30，扫描二维码观看操作视频）。

　　动作要领：操作者双手臂十字交叉，双手拇指置于被操作者双脚趾间关节外侧面，其余四指起稳定作用。通过双侧肩关节发力，由肘关节带动腕关节旋转，最终由拇指腹侧面顶端贴实在被操作者的双脚趾间关节外侧面进行按揉。

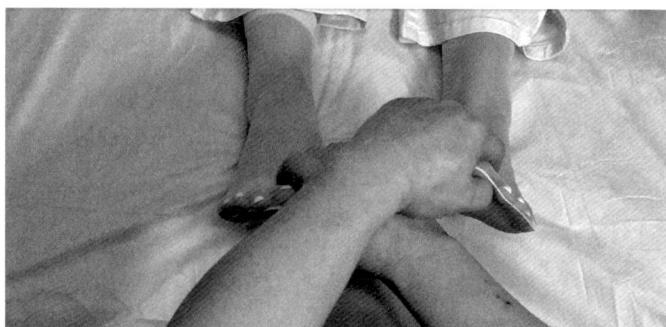

图 3-30 海鸥飞翔

手法功效：可有效松解双脚趾间关节外侧及关节周围经筋组织的紧张状态。

局部反应：治疗后，被操作者会有局部疼痛、酸胀和松软的感觉。

注意事项：操作时，手法应由轻到重，逐渐增加力度，以被操作者能耐受为度。对于足癣患者或皮肤有破损者，应慎用或者避开相关区域进行操作。

5. 节中生治（脚部）

操作部位：双脚趾间关节（见图 3-31，扫描二维码观看操作视频）。

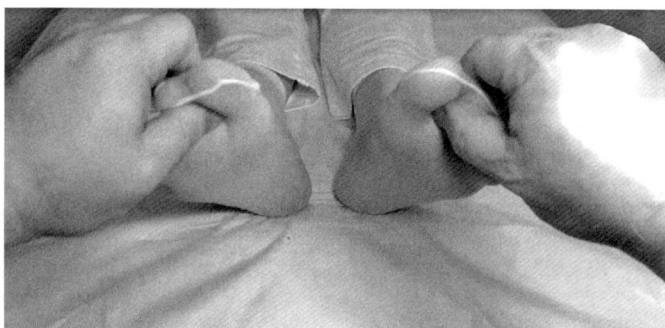

图 3-31 节中生治（脚部）

动作要领：操作者将双手拇指放于被操作者脚趾趾间关节处，食指和中指放于被操作者脚趾背部。拇指在指间关节周围寻找并按揉、拨动深层次的僵硬筋结点或条索状物。

手法功效：松解脚趾趾间关节深层的筋结点或条索状物，促进气血流通。

局部反应：被操作者会有局部发红、发热、发冷、发痒、出风（具体感受为脚趾附近有凉气像微风排出）等感觉，具体反应因人而异。

注意事项：此手法刺激强度较大，建议每个部位操作 2～3 次，或根据具体情况调整至 3～5 次，但需注意避免过度刺激。

6. 力拔山兮

操作部位：双脚脚趾（见图 3-32，扫描二维码观看操作视频）。

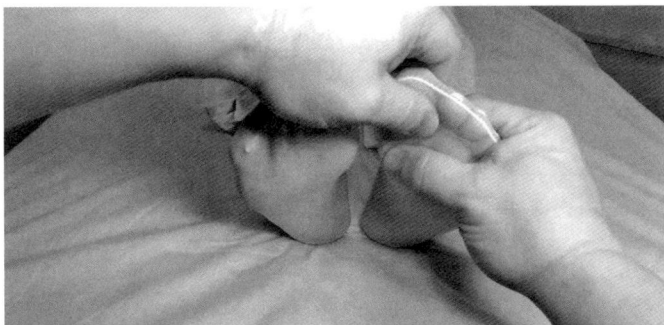

图 3-32　力拔山兮

动作要领：操作者用一只手的拇指和食指从侧面夹住被操作者脚趾根部下方的脚掌，另一只手的拇指和食指用力快速拔伸被操作者的脚趾。

手法功效：可有效松解脚趾趾间关节，促进局部血液循环和软组织放松。

局部反应：治疗后，被操作者会有局部放松、发凉等感觉。

注意事项：此手法针对每个脚趾仅进行一次操作。通常会听到关节松动的响声，但并非每次都会如此，不要刻意追求。

7. 斗转星移

操作部位：双脚拇趾（见图 3-33，扫描二维码观看操作视频）。

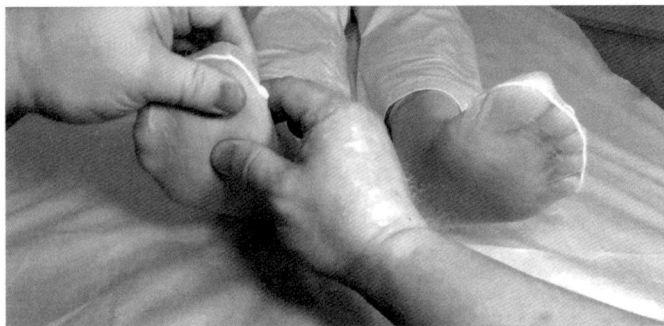

图 3-33　斗转星移

动作要领：操作者用一只手的拇指和食指固定被操作者脚拇趾的根部，另一只手的拇指和食指捏住被操作者同一个脚拇趾的趾骨部分，做上下、左右对抗活动，活动范围尽量大，但避免过度牵拉。

手法功效：可有效松解双脚拇趾跖趾关节及趾间关节，促进局部血液循环，缓解关节疼痛。

局部反应：治疗后，被操作者双脚拇趾的活动度明显增加。

注意事项：此手法可能令被操作者感觉较痛，应根据被操作者的反应调整力度和频次，每个脚拇趾以操作 3～5 次为宜。

8. 苦尽甘来

操作部位：双脚（见图 3-34，扫描二维码观看操作视频）。

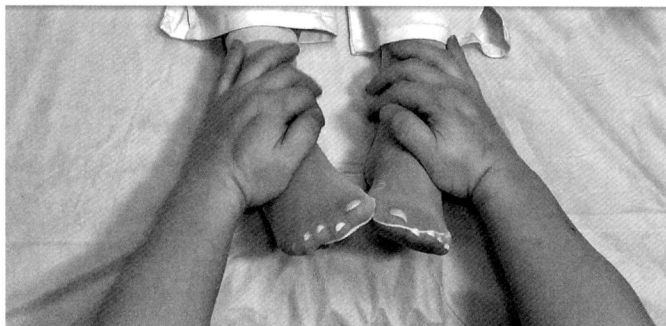

图 3-34　苦尽甘来

动作要领：操作者将双手掌放于被操作者双脚的脚背上，快速做前后方向的摩擦。随后，操作者将双手拇指放在被操作者的脚心，其余四指放于被操作者的脚背部，做前后左右快速摩擦，并且双手在脚背部或脚底部做来回移动的摩擦，确保双脚各部位都能得到充分的按摩，直至被操作者感到双脚温热。

手法功效：可激活双脚的气血循环，使被操作者完全放松。

局部反应：治疗后，被操作者会有局部发热、发冷、发麻等感觉。

注意事项：此手法宜轻柔而快速，避免用力过猛。对于皮肤破损、感染、静脉曲张等患者，应慎用或避免使用此手法。

9. 天地相通

操作部位：头顶百会穴（见图 3-35，扫描二维码观看操作视频）。

动作要领：操作者以中指指端垂直按压百会穴，实证施以快速点按（0.5 秒/

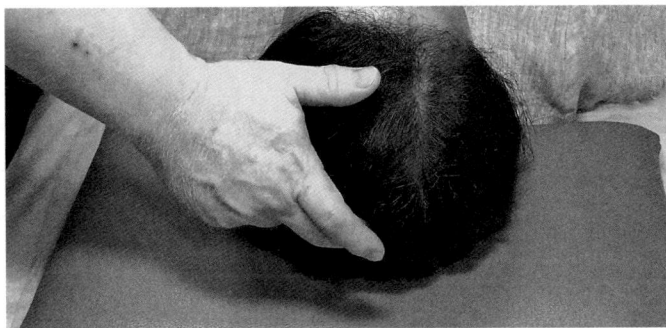

图 3‐35　天地相通

次），虚证施以缓揉法（2 周/秒），单次操作不超过 1 分钟。

　　手法功效：升提清阳、平肝潜阳，缓解虚性头痛及眩晕。此手法主要在脚趾手法结束以后使用，其主要作用是使被操作者起身后不至于头晕。

　　局部反应：被操作者可能出现局部酸胀感（个体差异显著）。

　　注意事项：用力由轻到重，避免突然用力或用力过猛。

第四章 肢端推拿治疗不同疾病的操作手法

肢端推拿是中医推拿的一种特色手法，它侧重于在身体末端部位寻找并刺激相应的穴位或反射区，以达到调节气血、疏通经络的目的。这一手法在养生保健与慢性病的辅助调理过程中发挥着重要作用，通过作用于手指、脚趾等肢端部位，可以影响全身经络，从而间接调理脏腑功能。本章主要介绍一些常见疾病的肢端推拿调理操作手法。

第一节　肩关节周围炎

肩关节周围炎简称肩周炎，俗称漏肩风，是发生于肩关节周围软组织（肩关节囊、肩关节周围韧带、肌腱、肌肉及滑囊）的退行性病变和慢性无菌性炎症，常由风寒湿邪侵袭、气血瘀滞等多种因素导致。这是一种常见病和多发病，多为单侧发病，左侧较右侧多见，少数可双侧同时发病。该病多发于中老年人，近年来青壮年人的发病率逐渐增高，女性稍多于男性。肢端推拿对肩周炎的治疗简单易行，患者甚至可以自行操作，此法对早中期患者疗效显著，对重度患者能起到明显的缓解作用，部分患者经过 1～2 个疗程的治疗后症状可得到明显改善。

一、临床表现

1. 疼痛

疼痛是肩周炎的主要表现。初期疼痛多为阵发性，常由天气变化或劳累引发，后逐渐发展为持续性钝痛或刀割样痛，且常在夜间加剧，严重影响睡眠。肩关节前、外、后侧均可出现压痛和酸痛，多数位于肩前外侧，可向颈部、肘、手及肩胛区放射。如果不积极干预，疼痛可能会逐渐加重，且常常夜间明显。

2．功能障碍

患者难以完成梳头、穿衣（尤其向对侧和后方伸手）、洗脸、叉腰、系扣、提物等日常动作，俗称"扛肩"现象。若病程较长，可伴有三角肌等肩周肌肉的废用性萎缩。活动时，疼痛明显加剧。

二、治疗敏感部位

肩周炎的肢端推拿治疗通常选择以下 5 个区域：① 第一信息区，患侧小指指掌关节；② 第二信息区，患侧前臂背侧、腕上二横指偏桡侧处；③ 第三信息区，患侧肱骨下 1/3 与上 2/3 交界处；④ 第四信息区，患侧锁骨肩锁关节端骨体上、下缘；⑤ 第五信息区，患侧肩峰与锁骨肩峰端连接部的压痛点。

三、按摩要点

1．第一信息区

被操作者掌心向上，操作者用拇指指腹按压在患侧小指指掌关节掌面，食指和中指托住被操作者的手背部以固定。操作者用拇指指腹在小指指掌关节掌面轻柔按压，仔细寻找并确认压痛点。然后，在压痛点上予以按揉治疗，手法力度以被操作者感觉酸胀、尚能忍受为度，通常按揉 50～100 圈，以达到舒筋活络、缓解疼痛的效果。

2．第二信息区

按摩点在患侧前臂背侧、腕上二横指偏桡侧处，操作者用拇指指腹在该区进行按揉，一般按揉 50～100 次。

3．第三信息区

按摩点在患侧肱骨下 1/3 与上 2/3 的交界处及肱骨外侧，操作者沿此区域由下至上推擦 50～100 次。

4．第四信息区

按摩点在患侧锁骨肩锁关节端周围。操作者以中指指腹按揉患侧锁骨肩锁关节端周围的骨面。按揉上缘时，操作者站立于被操作者对面，以中指指腹紧贴骨面进行按揉；按揉下缘时，操作者站立于被操作者背后，以中指指腹放在锁骨下缘的骨面进行按揉。一般每处按揉 50～100 次，力度适中。

5．第五信息区

按摩点在患侧肩锁关节夹角处。操作者以中指指腹点按并连续按揉该夹角处,每组 30～50 次。

四、注意事项

按揉手法应由轻逐渐加重,力度和频率以被操作者可以忍受为宜。年老体虚者尽量用轻中度的刺激量为宜。操作者对每个信息区按揉后,均可以推擦法结束治疗。每次治疗后被操作者可饮温开水 1～2 杯。用以上手法每天治疗 1 次,5 天为 1 个疗程,一般经 1～2 个疗程可达到理想效果(1～2 个疗程即 5～10 次)。

五、预防与锻炼

肩周炎患者可在健侧手臂协助下,或借助墙壁(开阖法)、门框(展筋法)、导引棍(云门回旋式)、布巾(拉锯导引法)等工具,进行患肩托天式(上举)、通臂式(后伸)、云门回旋(环转)等导引锻炼。锻炼宜遵"徐缓渐进,以意引气"法则,幅度随筋柔渐增。冬季尤需护肩胛区域(如秉风穴、天宗穴所在位置)以防寒邪内袭。

六、病例分享

(1) 病例诊断:患者为 56 岁女性,大学教授,诊断为顽固性肩周炎。

(2) 症状描述:患者因右侧肩周炎,以疼痛和活动受限为主诉,并伴髋关节活动严重受限,持续 3 年多就诊。患者髋关节屈曲和伸展功能明显受限,右肩的上举、外展和后伸等活动明显受限,伴夜间疼痛,日常下蹲动作难以完成。同时,患者伴有慢性胃炎,睡眠质量不佳。追溯病史,患者半年前曾遭遇车祸。经检查,患者右侧肩部、髋关节及小腹肌肉存在紧张性痉挛,肩关节周围压痛明显,活动度检查符合肩周炎诊断。

(3) 治疗过程:针对患者肩部、髋关节及腹肌的紧张性痉挛,首先对患者手部及脚部进行了连续五天、每天 1 次的肢端推拿治疗(共 5 次)。1 个月后,根据恢复情况,又追加了 5 次肢端推拿治疗,每周进行 2 次。

(4) 治疗效果:患者的肩周炎症状得到显著改善,肩部活动度明显提高。髋关节活动受限情况显著改善,右髋关节屈伸基本恢复正常。胃炎症状基本消失,消化功能明显改善。睡眠质量恢复正常,精神状态有所好转。

第二节　肱骨外上髁炎

肱骨外上髁炎,俗称"网球肘",是骨科及伤科临床常见的肘部疼痛性疾病之一。其本质是肱骨外上髁伸肌总腱止点的退行性肌腱病变,这通常与腕部持重或活动过度有直接关系。值得一提的是,即便没有明显外伤史,中老年人受凉也可能会诱发此病。

一、临床表现

肱骨外上髁炎的主要症状是肘关节外侧疼痛,疼痛可向前臂外侧放射。该病起病缓慢,可因拎重物或劳累诱发疼痛。疼痛呈酸痛、胀痛。握力常减弱,前臂做旋前动作时疼痛加剧,这是该病的典型特征。

检查时肱骨外上髁处有明显的局限性压痛。

二、治疗信息区

肱骨外上髁炎肢端推拿的治疗信息区有 2 个,即患侧小指近端指间关节和患者的健侧肘关节。

三、按摩要点

1. 患侧小指近端指间关节处的松解

操作者先用拇指指腹轻轻按压在患侧小指近端指间关节的背侧,同时用食指和中指指腹面轻轻环绕在小指近端指间关节的两侧,以提供支撑。随后,以中至重度的力量,用拇指指腹按揉 50～100 次。之后,调整拇指位置至小指近端指间关节内侧,保持食指和中指的支撑不变,再次以相同的力度和次数进行按揉。此操作旨在通过刺激患侧小指近端指间关节,调节相关经络气血,间接对肱骨外上髁炎起到治疗作用。

2. 患侧小指的拔伸

操作者先用拇指和食指夹住患侧小指的指根部,随后在小指保持自然放松的状态下,沿着小指根部至指尖的方向缓慢而均匀地分别进行 3～5 次拔伸。拔伸时,可涂上少许凡士林油膏或其他润滑剂以减少摩擦。此操作旨在通过刺激患侧小指,调节相关经络气血,间接对肱骨外上髁炎起到治疗作用。

3. 小指近端指间关节的擦拭

紧接上面手法后,操作者用温热的手掌鱼际部对小指近端指间关节进行擦法操作。擦拭方向应从小指外侧指尖向小指外侧根部进行,以关节周围产生温热感或微红为度,避免擦至皮肤过热,以防止皮肤损伤。

四、注意事项

上述手法可重复1～2遍,每天1次,5次为1个疗程,一般1～2个疗程后症状可缓解或消失。患者本人也可用健侧手进行自我操作,擦拭时力度应适中,避免擦伤皮肤。

五、预防与锻炼

甩鞭法:站立位,前臂放松自然下垂,然后前臂在内旋的同时屈肘至最大限度,接着用力伸直肘关节,如此反复进行。发病期间应避免提重物,尽量减少前臂的旋转和伸腕动作,患肢及患处应注意防寒保暖。

六、病例分享

(1) 病例诊断:患者为45岁女性,家庭主妇,右侧肘关节疼痛近半年,最近去医院检查,结果显示为肱骨外上髁炎。

(2) 症状描述:右肘部外侧疼痛、时有灼热感,握力减弱,用手挤毛巾时无力。

(3) 治疗过程:根据患者的症状,主要针对上肢及手指部位进行了肢端推拿的手法操作。重点松解小指近端指间关节。

(4) 治疗效果:经过2次肢端推拿,患者的症状基本消失,活动自如。

第三节　腰椎间盘突出症

腰椎间盘突出症多由急性损伤、慢性劳损及退行性变等因素导致腰部经络气血运行不畅、筋骨失养,进而可能引发髓核从纤维环破裂处突出或脱出,压迫腰神经根或马尾神经,出现腰骶部酸痛、下肢疼痛、麻木甚至肌肉瘫痪等神经压迫症状。中医认为其病机多与气滞血瘀、肝肾亏虚相关(《中医骨伤科病机学》)。病情严重者,可出现大小便功能障碍等马尾神经综合征表现。

腰椎间盘突出症在不同年龄段均可能发病,尤以 20～50 岁年龄段发病率相对较高。腰椎间盘多发突出的部位为腰 4/5 椎间盘、腰 5/骶 1 椎间盘和腰 3/4 椎间盘。部分患者发病时可能伴有双脚冰冷的症状。随着电脑的普及和工作方式的改变,腰椎间盘突出症的发病率日趋年轻化。

一、临床表现

腰椎间盘突出症的症状主要表现为腰痛、下肢放射性疼痛、麻木、无力等,严重者起卧困难,行动不便。高位腰椎间盘突出症的症状表现多样,部分患者可能有腰痛及大腿前侧不适等表现;低位腰椎间盘突出症则常表现为腰痛及大腿后侧的坐骨神经痛症状,包括臀部、大腿后外侧、小腿外侧疼痛,以及脚跟部放射性疼痛。有的患者腰痛与腿痛症状同时出现;有的患者出现下肢症状后腰痛症状可能减轻或消失;还有的患者先出现一侧下肢疼痛,当另一侧下肢也出现疼痛时,先发病的一侧疼痛可能减轻或消失。

肢端推拿通过按揉四肢末端,辅助治疗腰椎间盘突出症。它可促进全身气血循环,消散腰部软组织的气血瘀滞,改善病灶内外环境,减轻被压迫组织的水肿,缓解紧滞与压迫症状,从而使病情得到缓解。

二、治疗信息区

1. 手部信息区

腰椎间盘突出症的手部肢端推拿治疗信息区有 4 个:① 手腕下小鱼际外侧面;② 无名指根部两侧;③ 小指外侧面;④ 第三掌骨背面及两侧。

2. 脚部信息区

腰椎间盘突出症的脚部肢端推拿治疗信息区有 3 个:① 双侧照海穴(内踝下一寸,内踝下缘凹陷中);② 双侧昆仑穴(脚外踝最高点与脚跟跟腱之间的凹陷处);③ 双脚第二至第四趾骨的跖趾关节处。

三、按摩要点

1. 手部信息区按摩要点

(1)操作者用双手拇指的指腹按揉患者双手腕下方外侧面,每组按揉 50～100 次,重复 2～3 组。

(2)操作者用拇指和食指的指腹同时按揉患者无名指指根部两侧,每组按揉 50～100 次,重复 2～3 组。

（3）操作者用手掌鱼际处推擦患者小指外侧面,反复推擦 2 遍。推擦之前先在被擦部位涂上医用白凡士林作为介质,以保护皮肤并增强推擦效果。左右手可分别进行。

（4）操作者用拇指指腹按揉患者第三掌骨背面及两侧,自上而下反复按揉各 50～100 次,左右手交替进行。

2. 脚部信息区按摩要点

（1）点按双脚照海穴,反复按压 2 遍。

（2）按揉双脚背面及底面的第二至第四趾趾根部区域,每个区域各按揉 50～100 次,分 3 遍完成。其中,第一遍按揉时力度宜轻,第二遍和第三遍按揉时可逐步加重力度。

（3）按揉第二至第四趾趾根的内、外两侧,每侧每组 20～50 次,重复 3 组。

四、注意事项

治疗前,被操作者应除去手部、脚部等妨碍操作的饰物,以利施术。每轮按揉结束后,操作者应用双手手掌推擦患者双脚的脚背与脚底,以助气血宣通,活络行瘀。治疗结束后,患者需以站立姿势饮温开水 1～2 杯。

五、预防与锻炼

电脑工作者、司机、会计、办公室工作人员等长时间保持同一坐姿工作,由于缺乏足够的活动,可能会导致腰部肌肉紧张,血液循环减缓,从而增加患腰椎间盘突出症的风险。因此,这类人员需注意保持正确的坐姿,每坐 1 小时左右需起身活动腰部,如缓慢进行腰部左右扭转,或进行温和的腰部前屈、后伸、侧屈等拉伸动作,以促进气血流通,缓解腰部肌肉紧张。腰椎间盘突出症患者应特别注意腰部保暖,避免受凉和过度劳累,以免气血凝滞,症状加重。

六、病例分享

（1）病例诊断:患者为 30 岁女性,诊断为腰椎间盘突出症。具体表现为腰 4/5 椎间盘膨出,压迫相应神经根及硬脊膜囊;腰 5/骶 1 椎间盘向右后方突出,压迫神经根及硬脊膜囊,导致椎管变窄。

（2）症状描述:患者长期遭受腰痛困扰,腰部主动及被动活动均受限,行走时呈跛行态,睡眠时翻身困难。由于症状严重,医院建议住院治疗。

（3）治疗过程：针对患者症状,实施肢端推拿疗法。初次治疗后,患者腰部疼痛感减轻,行走更加稳健。第 2 次治疗后,患者行走能力进一步提升,症状明显改善。

（4）治疗效果：经 2 次治疗后,患者症状显著缓解。

第四节　颈椎病

颈椎病（颈椎退行性变）主要是由颈椎椎间盘退变、骨质增生等因素导致的神经根和脊髓受压。中医认为其发病与肝肾亏虚导致筋骨失养以及外感风寒湿邪的相互作用（《黄帝内经·素问》提到"邪在肾则病骨痛",强调了肾对骨骼的影响）、长期劳损等多种因素单独或相互作用有关,这些因素可导致颈部经络痹阻、气血运行不畅。其病理变化包括颈椎间盘退行性变、颈椎骨质增生、颈椎生理曲线改变等,可能影响颈神经根、颈部脊髓、椎动脉及交感神经,从而产生一系列症状。该病常见于中老年人,但近年来因生活方式的改变,如久坐和缺乏运动,发病有年轻化趋势。

一、临床表现

根据压迫部位及其对应症状,颈椎病在临床上分为六种主要类型。① 颈型：以颈肩背部酸痛僵硬为主要特征。② 神经根型：疼痛自颈部放射至手臂和手指,并伴有麻木感。③ 食管型：吞咽时出现梗阻感,甚至进行性吞咽困难,可能伴随呛咳。④ 交感神经型：常见头晕、头痛、记忆力减退、耳鸣、恶心呕吐、心慌胸闷,以及面部或某一肢体多汗、无汗、畏寒或发热等症状。⑤ 脊髓型：由椎间盘突出、骨赘增生、黄韧带肥厚或后纵韧带骨化等压迫脊髓所致,表现为进行性四肢麻木无力、精细动作障碍（如持物不稳）、步态失稳（踩棉花感）,可伴随病理反射阳性。严重者可出现大小便功能障碍及不全性瘫痪。⑥ 椎动脉型：发作性眩晕、复视,伴有眼震,并可能出现恶心呕吐等症状。

二、治疗信息区

颈椎病的肢端推拿治疗信息区有 6 个：① 前臂背侧、腕关节上二横指、桡骨上压痛点；② 肱骨下 1/3 处压痛点；③ 肱骨上 1/3 处桡神经沟压痛点；④ 锁骨胸锁关节端下缘内面;⑤ 耳部颈椎反射区域;⑥ 锁骨胸锁关节端上缘内面。

三、按摩要点

1. 肩颈区按摩要点

肩颈区按摩点为:① 前臂背侧、腕关节上二横指、桡骨上压痛点;② 肱骨下1/3 处压痛点;③ 肱骨上 1/3 处压痛点。操作者在每个按摩点处按揉 50~100次,按揉完毕以手掌快速摩擦上臂 50~100 次。

2. 锁骨胸锁关节端上缘内面按摩要点

操作者在该治疗信息区按揉 50~100 次,可改善患者颈部左右旋转障碍。

3. 锁骨胸锁关节端下缘内面按摩要点

操作者在该治疗信息区按揉 50~100 次,可改善患者颈部俯仰障碍。

4. 耳部颈椎反射区域按摩要点

操作者用双手同时按揉患者双侧耳朵的该反射区,由轻到重约 50~100 次。

四、注意事项

手法由轻到重,按摩锁骨上、下缘时可能会有酸胀感,应循序渐进。按摩治疗结束后应让患者饮用 1~2 杯温开水。

五、预防与锻炼

(1) 加强自我保健意识,在工作中需有节奏地、适当地改变姿势,调节颈部位置,并经常进行颈部保健操锻炼,如头颈前屈后仰、左右侧弯、左右旋转等动作,每个动作重复 10~15 次,动作宜轻柔缓慢。

(2) 寒冷可使肌肉收缩,从而诱发颈椎病症状,因此颈部需注意保暖。

(3) 睡觉时保持颈椎的生理弧度,枕头的质地要适中,高度以 6~9 厘米为宜。

(4) 当患有急性扁桃体炎、颈淋巴结炎、乳突炎等疾病时,应及时进行彻底治疗,以避免炎症波及颈椎及其周围软组织(包括关节囊、肌肉、韧带等),进而影响颈椎的稳定性,增加患颈椎病的风险。

六、病例分享

(1) 病例诊断:患者为 50 多岁男性,体重超过 100 千克,患有慢性颈椎病,症状较重。

（2）症状描述：患者在初次就诊时，除了明显的颈椎病症状外，还提及在初中阶段打篮球时曾发生严重的脚踝扭伤。脚踝扭伤后，患者休息了半个月。根据患者的病史和症状，判断其颈椎病与早年的脚踝扭伤有一定关联。

（3）治疗过程：在治疗过程中，首先仔细检查了患者曾扭伤过的踝关节，并发现其存在错位。随后，采用肢端推拿手法对患者的脚踝关节进行复位。复位过程中，通过手法的感觉和患者的反馈，综合判断复位成功。复位后，患者表示行走轻松。随后，进一步通过肢端推拿手法对相关部位进行调理，以促进身体平衡和协调。

（4）治疗效果：经过 3 次肢端推拿手法调整，患者的颈椎病症状明显减轻。这表明针对可能病因或相关影响因素的治疗和整体的身体调理，有助于改善颈椎病症状。

第五节　急性腰扭伤

急性腰扭伤是一种常见的急性损伤，主要由于不当姿势、用力过猛、腰部过度扭转、剧烈活动或外力碰撞等导致腰部肌肉、筋膜、韧带和关节囊等软组织的损伤。本病发生突然，患者常有明显的腰部扭伤史。

一、临床表现

腰部受伤后，严重情况下患者会立即感受到腰部撕裂般的疼痛，数分钟至数小时内腰部会持续出现剧烈疼痛，次日往往因局部炎症反应而加剧。对于轻微扭伤的患者，当时痛感可能不明显，次日腰部会感到明显疼痛，活动明显受限，难以挺直或俯仰、扭转。咳嗽、打喷嚏、排便等动作都可能使疼痛加剧。站立时，患者往往需用手扶住腰部以减轻疼痛；坐下时，也常用双手撑在椅子上以缓解疼痛。在检查时，患者局部肌肉紧张，存在明显的压痛和牵引痛，但一般瘀血现象不常见（若损伤严重或存在外力撞击等情况则可能出现瘀血）。

二、治疗信息区

急性腰扭伤的肢端推拿治疗信息区有 4 个。其中，脚部有 3 个：双脚照海穴、双脚昆仑穴，以及双脚第二至第四趾的腹侧面和内外侧面。手部有 1 个，即小指外侧。

三、按摩要点

（1）按揉双脚照海穴：每次 10～20 秒,重复 2 次。

（2）按揉双脚第二至第四趾的腹侧面和内外侧面：每趾 100 次,重复 3 遍。

（3）推擦双脚背：上述点位按揉后用双手掌根或大鱼际,自下而上以适中的力度和均匀的速度推擦双脚背,共约 200 次,以感到脚背温热为宜。

（4）快速摩擦患侧手部小指外侧：操作者用拇指和食指快速摩擦患侧手部小指外侧,或患者用健侧手的拇指和食指快速摩擦患侧手部小指外侧,直至感到发烫但不至于破皮为止。大多数情况下,经过适当次数的治疗,患者的症状会有所缓解。

四、注意事项

急性腰扭伤往往伴有剧痛或者活动障碍,在进行相关肢端推拿等手法操作时,操作者手法一开始不宜过重,如快速摩擦患侧手部小指外侧等操作,应以发烫而不破皮为度。调理结束患者可饮温开水 1～2 杯。

五、预防与锻炼

如果突遇腰部扭伤且无法及时就医,应立即停止腰部活动,以免加重病情、延误治疗时机,导致病情发展成慢性腰痛。治愈后,患者应尽量避免再次扭伤,必要时可佩戴宽腰带以保护腰部。

六、病例分享

（1）病例诊断：患者为 55 岁男性,空调安装工人。在安装空调时,其用力不慎,扭伤腰部,瞬间腰部疼痛无力。之后,在医院经 CT 检查,患者被诊断为急性腰扭伤。

（2）症状描述：患者腰部疼痛,不能直立行走,身体向左侧偏歪,呼吸明显受限。

（3）治疗过程：根据患者的具体症状,针对患者双手指和双脚趾的腰及下肢信息区进行肢端推拿操作。

（4）治疗效果：经过 2 次肢端推拿,患者能够直立行走,疼痛基本消失。

第六节 急性踝关节扭伤

急性踝关节扭伤是一种常见的运动损伤,通常是由踝关节在跖屈位时突然内翻或外翻(如跳跃落地不稳或踩踏障碍物等)造成的韧带损伤。临床上,外踝扭伤最为常见。

一、临床表现

踝关节局部皮下瘀血、肿胀、疼痛、活动受限等。

二、治疗信息区

急性踝关节扭伤的肢端推拿治疗信息区有3个：① 患脚同侧无名指远端指间关节处;② 患脚同侧腕关节对应区(如左脚踝关节外侧扭伤,可在左手腕关节外侧进行肢端推拿);③ 患脚对侧腕关节对应区(如左脚踝关节内侧扭伤,可在右手腕关节内侧进行肢端推拿)。

三、按摩要点

1. 患脚同侧腕关节的松解

左右摇转患脚同侧腕关节(即踝关节反射区域),旨在放松该区域软组织,进而达到促进患侧踝关节松解与缓解紧张状态的功效。

2. 患脚同侧无名指远端指间关节的按揉

操作者用拇指和食指的指腹面夹持住患脚同侧无名指远端指间关节的两侧,施以按揉,患者会感到不同程度的压痛。如外踝扭伤,则外侧面信息点的疼痛程度较内侧面明显。再按揉该指间关节的背侧和掌侧,使整个指间关节得到松解。手法施力由轻至重,时间为5分钟左右,以患者能耐受为度。

3. 患脚同侧无名指侧面的拔伸

操作者用中指和食指夹持患脚同侧的无名指侧面,进行轻柔缓慢的拔伸操作,在无名指各侧面分别拔伸3～5次。

4. 患脚对侧腕关节的松解

左右摇转患脚对侧腕关节,旨在放松对侧腕关节所对应的踝关节受伤区域,从而起到松解患侧踝关节的作用。

完成以上四步操作后,可嘱患者饮温开水 200~300 mL,这有助于补充患者在治疗过程中消耗的水分,同时可以进一步促进患者全身的气血流通,增强治疗效果。

5. **昆仑穴和丘墟穴的点按**(昆仑穴位于双脚的外踝部,外踝和跟腱中点凹陷处;丘墟穴位于双脚外踝的前下方,趾长伸肌腱的外侧凹陷处)

用拇指或食指的指腹轻轻按压昆仑穴和丘墟穴,力度适中,以感觉到酸胀为宜。一次点按 3~5 下,重复 2 遍。

6. **患侧趾根部内外侧及上下面的按揉**

每面各按揉 50 次,重复 2~3 遍,用力应适中、均匀,以通调脚部及全身气血,促进踝部肿胀及瘀血的进一步消散。

通过以上治疗,患者脚踝部的症状一般可得到明显的改善,脚踝部的功能得到恢复。一般患者治疗 1~3 次后可见显著效果,病情较严重的患者可能需治疗 3~5 次,每日治疗 1 次。

四、注意事项

治疗手法由轻到重,以患者能够承受为度。在进行手法操作时,建议使用一些润滑油,以减少摩擦阻力,保护皮肤。初期手法应轻柔,根据患者反馈逐步增加力度,避免用力过猛或长时间在同一部位停留,以防擦破皮肤。

五、预防与锻炼

踝关节扭伤后的正确处理及预防:应首先进行冷敷和制动等紧急处理,以减轻肿胀和疼痛。由于肢端推拿作用的部位与受伤部位不同,操作时不会对受伤部位造成二次损伤,因此在扭伤的即刻进行肢端推拿治疗能获得最佳效果。

扭伤较重的患者,应尽快到医院就诊,必要时进行 X 线片检查,以排除骨折。日常生活中少穿或不穿高跟鞋,不在凹凸不平的地面上奔跑;在参加体育活动前,应做好充分的准备活动,特别是活动踝关节。同时,注意踝部保暖及避免重复损伤。

六、病例分享

(1)病例诊断:患者为 30 岁左右男性,因摔跤致踝关节扭伤,伴有踝关节错位。

（2）症状描述：主要症状为脚不能着地,行走受限,严重影响日常活动。

（3）治疗过程：针对患者的症状,先采用肢端推拿手法松解脚部紧张的肌腱和筋膜;然后对患者的脚腕关节进行精确的手法调整,将错位的踝关节复位至正常位置;再施以针对脚部的肢端推拿手法,以改善脚部的血液循环状态。

（4）治疗效果：经过1次治疗后,患者的脚踝扭伤和踝关节错位症状显著改善,脚能够着地,行走受限情况明显缓解。

第七节　急性腕关节扭伤

急性腕关节扭伤常由突发外力导致,如腕部突然过度背伸、在倾跌时手掌猛然着地作为支撑或在提举重物时不慎等,这些情况均可能引发腕关节周围软组织的损伤,进而使得腕部在活动时出现疼痛、肿胀及灵活性受限等典型症状。

一、临床表现

急性腕关节扭伤时,腕关节局部会出现明显肿胀、剧烈疼痛及活动障碍等症状。

二、治疗信息区

急性腕关节扭伤的肢端推拿治疗信息区有2个：一是患者健侧及患侧腕关节,二是患者患侧踝关节。

三、按摩要点

1. 健侧腕关节的松解

首先,操作者双手轻轻握住患者健侧手腕,利用双手大拇指的指腹对腕关节进行柔和的按揉,以舒缓关节紧张。接着,进行腕关节的掌屈和背伸运动,以增加其灵活性。随后,一只手稳定地握住腕关节,另一只手则握住患者的手指部分,进行顺时针或逆时针的旋转运动,以进一步促进手腕的放松和血液循环。

2. 患侧踝关节的松解

操作者用一只手稳定地握住踝关节,另一只手握住患者的脚前部,轻柔地引导脚部进行顺时针或逆时针的旋转运动,以促进踝关节周围的肌肉和韧带的松解,增加其灵活性和活动范围。

3. 患侧腕关节的松解

首先,操作者双手轻轻握住患侧手腕,利用双手大拇指的指腹对腕关节进行柔和的按揉,以舒缓关节紧张。接着,操作者辅助患者进行腕关节的掌屈和背伸运动,以增加其灵活性。随后,操作者用一只手稳定地握住患者腕关节,另一只手则握住患者手指部分,进行顺时针或逆时针的旋转运动,以进一步促进手腕的放松和血液循环。

四、注意事项

急性腕关节扭伤后,应立即制动,避免腕关节活动,以免进一步损伤;避免过度用力或提重物,以免加重扭伤程度;同时,应注意腕关节的保暖,防止寒冷刺激延缓恢复;并给予腕关节适当的休息,以利于关节的恢复。

五、预防与锻炼

平时可以适度旋转、屈伸腕关节,在提重物或者用力之前要充分活动腕关节,从而避免因突然用力而引发腕关节扭伤。

六、病例分享

(1)病例诊断:患者为32岁女性,因骑电动自行车不慎摔倒导致右侧急性腕关节扭伤。

(2)症状描述:右侧腕关节疼痛,疼痛向肘关节放射。肿胀,活动受限。

(3)治疗过程:以肢端推拿手法重点松解患者左侧腕关节及双脚踝关节所对应区域。

(4)治疗效果:经2次调理后症状明显缓解。

第八节 急性膝关节软组织损伤

急性膝关节软组织损伤在临床上颇为多见,常因膝部遭受突然而剧烈的扭伤所致,如膝关节扭伤、突然摔倒致膝部着地受伤等。常见的急性膝关节软组织损伤,包括膝关节软组织挫伤、扭伤引起的膝关节内、外侧副韧带损伤、创伤性滑膜炎及交叉韧带损伤。

一、临床表现

急性膝关节软组织损伤的临床表现多为膝关节局部肿胀、疼痛、活动困难，严重者还可致韧带撕裂及血肿。

二、治疗信息区

根据中医理论，急性膝关节软组织损伤的肢端推拿治疗信息区有 2 个，即患侧手无名指近端指间关节和双脚趾间关节。

三、按摩要点

1. 患侧手无名指近端指间关节的按揉

操作者用拇指指腹按揉患者患侧手无名指近端指间关节。按揉时，手法力度宜由轻到重，以患者能忍受为度，按揉面要波及整个无名指近端指间关节，对疼痛敏感点可多加按揉。每次按揉 50～100 次，重复 3 次。

2. 患侧无名指的摩擦

操作者用手掌或小鱼际摩擦患者患侧无名指近端指间关节的腹侧面和背侧面，摩擦前可在操作部位涂上少许凡士林作为润滑剂，速度由慢逐渐加快，每次摩擦 50～100 次，温度以患者能接受的程度为度。

3. 患侧无名指的拔伸

操作者用拇指和食指上下夹住患者患侧无名指，从指根向指尖方向拔伸，每组拔伸 10～20 次。

4. 双脚十趾趾间关节的按揉

按揉双脚脚趾的趾间关节上下左右不同部位，每次 30～50 下，重复 3 遍，效果更佳。

以上手法操作完毕后，操作者可嘱患者饮温开水 1～2 杯（饮水时建议患者保持站立姿势），以加速周身气血的运行，使膝关节得到进一步的松解。该手法对膝关节慢性劳损同样适用。

四、注意事项

手法力度由轻到重，循序渐进，以患者可以耐受为度。摩擦时擦至皮肤发热发烫为宜，切勿擦伤皮肤。

五、预防与锻炼

在病情许可的情况下，患者可进行股四头肌功能锻炼。患者可逐渐进行膝关节的屈伸活动，并随着病情的改善，逐渐增加练习的次数及力量。练习时，以患者不感到疼痛或仅有轻微酸胀感为宜。

待急性损伤康复以后，平时大家可根据身体状况和喜好选择太极拳、舞蹈、快走、散步等运动进行锻炼，既可增强体质，又能增强膝关节周围肌肉力量。

六、病例分享

(1) 病例诊断：患者为 22 岁男性，诊断为膝关节前交叉韧带重建术后功能障碍。

(2) 症状描述：患者上体育课时因摔跤导致膝关节韧带撕裂，在医院接受手术后，主要症状为膝关节屈伸不利，行走时呈现僵硬状态，上下楼梯时尤为困难，严重影响了日常活动和行走能力。

(3) 治疗过程：根据患者的症状，采用肢端推拿疗法，进行了 3 次治疗。

(4) 治疗效果：经过治疗，患者膝关节功能明显改善，行走僵硬感显著减轻，上下楼梯困难得到有效缓解，行走能力逐步恢复。

第九节 跟痛症

跟痛症是指跟骨及周围软组织由多种原因（如无菌性炎症、跟骨内高压、跟骨骨刺、脂肪垫老化、小神经卡压等）引起的，以局部疼痛、压痛、行走困难为主要临床表现的一类疾病。该病多发于中老年人，可一侧或两侧同时发病，肥胖者及男性更为常见。

一、临床表现

跟痛症的临床表现多样，大致可分为以下三类：① 静止时疼痛不明显，脚跟着地或行走初期疼痛加剧，行走一段时间后疼痛可能有所缓解，但长距离行走后疼痛可能再次加重，这种情况多见于跖筋膜炎；② 静止或初步行走时疼痛较轻，随着行走距离的增加，疼痛逐渐加剧，这可能与跟下脂肪垫功能缺损有关；③ 静止时疼痛明显，行走初期疼痛可能持续，但随着行走时间的延长，疼痛可逐渐减轻,这种情况可能与跟骨内高压等因素有关。

二、治疗信息区

根据中医理论,跟痛症的肢端推拿治疗信息区为手部中指根部腹侧面及手掌根部的压痛点。

三、按摩要点

操作者首先找到并确认患者手部中指根部俯侧面及手掌根部的压痛点后,用中指指腹适度用力,以患者能耐受为度,进行按压操作 10~15 次,注意控制按压的速度和力度。随后,改用拇指指腹在该压痛点进行按揉,力度中至偏重,以患者感到局部酸胀但无剧烈疼痛为宜,每次持续 2~3 分钟,共按揉 3 次。以后每天或隔天治疗 1 次,10 次为 1 个疗程,疗程长度根据患者恢复情况灵活决定。

四、注意事项

手法操作时,力度应循序渐进,由轻到重,以患者能耐受且不致引起不适或造成损伤为度。操作者应特别注意保持手部清洁,并将指甲修剪平整圆滑,以确保在操作过程中不会划伤患者的皮肤。

五、预防与锻炼

在急性炎症疼痛期,尽量限制关节负重刺激。可取坐位进行膝关节伸屈、抬高小腿,锻炼股四头肌,促进关节的血液循环,加速炎症的吸收。疼痛减轻后,可选择对关节冲击小的柔和运动,如游泳、散步、慢跑、打太极拳等。

预防跟痛症的措施有以下几项:一是选穿的鞋子宜轻软合适;二是坚持脚部锻炼,以增强肌肉韧带的力量和弹性,如赤脚在沙地上行走;三是使用脚跟垫或调整鞋垫来减轻脚跟部的压力;四是坚持每晚用温热水泡脚,促进局部血液循环。

六、病例分享

(1)病例诊断:患者为 65 岁女性,近一年来走路时左侧脚跟周围疼痛,早晨起床后疼痛加剧,后经医院检查,诊断为脚跟痛(脚跟筋膜炎)。

(2)症状描述:患者左侧脚跟周围疼痛,按压时疼痛明显加重。

(3)治疗过程:根据患者的症状,采用肢端推拿疗法重点推拿了右侧脚跟部周围及右侧掌根部周围软组织(治疗原则为左病右治)。

(4) 治疗效果：经 4 次推拿后,患者左侧脚跟部疼痛缓解,早晨起床后疼痛已无大碍。

第十节　慢性疲劳综合征

慢性疲劳综合征是以持续或反复发作的、无法通过常规休息完全缓解的慢性疲劳为主要特征的综合征,且常伴有其他症状,如记忆力减退、咽喉痛、淋巴结肿大、肌肉酸痛、无红肿的多关节痛、头痛、睡眠障碍等。长期过度劳累、精神压力大、生活不规律等因素是慢性疲劳综合征发病的可能诱因。但对于慢性疲劳综合征患者,即使经过适当休息调整,疲劳感也可能持续存在或反复发作。在中医理论中,其证型属虚实夹杂,虚为气血不足,实为水湿痰饮积聚,气血不足和水湿痰饮积聚导致气血运行不畅,脏腑失于濡养,故外邪易侵,内饮留滞,从而出现各种不适。

一、临床表现

慢性疲劳综合征的临床表现多样化,可能包括持续性的或时好时坏的慢性疲劳,这种疲劳无法通过常规休息完全缓解,并可能导致工作、学习及社会活动能力的明显下降。此外,患者还可能出现短期记忆力或注意力下降,并伴有咽喉疼痛、淋巴结肿大、肌肉疼痛和无力,以及不红不肿的关节疼痛、头痛、低热、睡眠异常(如睡眠过多或失眠)等症状;部分患者也可能出现头晕、恶心或功能性胃肠紊乱(如餐后腹胀/排便习惯改变),这些症状在卧床休息后可能无法完全缓解。

二、治疗信息区

慢性疲劳综合征的肢端推拿治疗信息区有 3 个：① 双脚的跖趾关节、近端趾间关节与远端趾间关节；② 双手的掌指关节、近端指间关节与远端指间关节；③ 头面五官部位。

三、按摩要点

肢端推拿对慢性疲劳综合征的治疗,通过精准选取和灵活运用肢端推拿的多种手法,针对患者的具体症状对手部、脚部及头面部等关键部位进行推拿,旨在调和气血、疏通经络,使全身气血运行顺畅,从而提高各组织器官的营养供应和代谢能力。这一过程有助于缓解因气血不畅、经络阻滞导致的疲劳、酸痛、失眠等症状,并促进身体自我修复,达到整体调理、恢复健康的目的。

四、注意事项

慢性疲劳综合征属于全身性的综合性症状,在推拿治疗时手法宜轻不宜重,治疗时间根据患者的承受度确定。

五、预防与锻炼

规律进行低强度有氧运动[如心率不超过(静息值＋15)次/分的步行]及与自然环境接触,可能有助于改善慢性疲劳综合征。但需严格遵循个体化康复方案,以避免诱发运动后症状的恶化。对于确诊患者,上述措施不可替代专业的医学治疗。

六、病例分享

(1)病例诊断:患者为46岁男性,网络平台运营主管。因长期工作强度大,且经常熬夜加班,身体过度劳损。近三个月以来,疲劳感持续增强,周身疼痛。去医院检查,诊断为慢性疲劳综合征。

(2)症状描述:平时总是无精打采,易疲劳,睡眠质量差,记忆力减退或注意力不集中;有时出现咽喉痛、无法解释的肌肉或关节痛及头痛;时而胃痛、胃胀,类似肠易激综合征;下肢寒冷、盗汗、气短及心律不齐。

(3)治疗过程:根据患者的症状,采用肢端推拿手法,重点对头面部、双手及双脚的信息区进行手法调理,通过特定的手法刺激肢体末端部位,以调和气血、疏通经络,从而缓解疲劳。

(4)治疗效果:经过6次调理,患者上述症状明显缓解,整体精神状态显著改善,心情愉悦,生活质量提高。

第十一节　脑卒中后遗症

脑卒中(俗称中风)是以突然发病、可能出现意识不清、言语不清等为主要表现,并可能出现偏瘫等症状的一种疾病。它包括现代医学的脑出血、脑梗死等脑血管疾病,是一种病死率较高的疾病。脑卒中后遗症的病因主要是脑血管病变(如动脉粥样硬化)导致脑组织缺血、出血或血肿形成,进而压迫、推移脑组织并引发脑水肿等一系列病理改变,最终造成脑组织功能受损。脑卒中急性期过后,偏瘫肢体的姿态可能呈现多种形式,上肢可能出现屈曲及内收,下肢可能呈直伸状态,腱反射可能出现亢进。随着治疗和康复的进行,部分患者偏瘫肢体的运动能力可能会逐渐恢复。

一、临床表现

脑卒中后遗症的临床表现主要有中枢性运动障碍(通常表现为偏瘫伴随肌张力增高和腱反射亢进)、言语功能障碍(包括构音障碍和失语)、面神经核上性麻痹、认知损害(主要表现为执行功能和记忆力的下降)及精神行为症状(如淡漠、抑郁和焦虑)、感觉障碍(表现为偏身痛、温觉、触觉或本体觉的减退或缺失)、神经源性二便功能障碍(影响排尿和排便的能力)。

二、治疗信息区

脑卒中后遗症的肢端推拿治疗信息区包括:① 患侧手腕关节;② 患者双手的掌指关节及指间关节;③ 患者双脚的跖趾关节及趾间关节。

三、按摩要点

1. 患者手部腕关节的松解

操作者用双手拇指指腹分别按压在患者患侧腕背横纹的两侧,食指、中指和无名指托住腕部掌侧,然后用双手拇指指腹在腕背横纹两侧进行上下及左右方向的按揉,每个方向各按揉 50 次,使腕关节得到放松。

2. 患者手部上下肢治疗信息区的按揉摩擦

操作者用拇指和食指的指腹在患者无名指和小指的掌指关节和指间关节上进行按揉。根据中医理论,无名指的掌指关节对应髋关节,无名指的近端指间关节对应膝关节,无名指的远端指间关节对应踝关节;小指的掌指关节对应肩关节,小指的近端指间关节对应肘关节,小指的远端指间关节对应腕关节。每个治疗部位一般按揉 50 次,手法力度宜适中。按揉完毕,操作者用手掌小鱼际自下而上地环形推擦患者的小指和无名指,推擦前可在小指、无名指上涂上少许凡士林或润滑油以防擦破皮肤。上述手法结束后,可嘱患者饮温开水 1 杯,以助气血流通。

3. 患者手部四缝穴与八邪穴的捏按

操作者用拇指与食指指腹相对,逐个点按患者的四缝穴(四缝穴位于食指至小指掌面近端指间关节横纹的中点),然后用拇指指腹逐个按压八邪穴(八邪穴位于手指背侧,微握拳,在拇指至小指指蹼缘后方的赤白肉际处,左右共 8 个穴位)。每个穴位各操作 3~5 次。

4. 患者双脚趾根部 1~5 信息区的按揉

此治疗旨在通过刺激脚底特定反射区,促进周身气血流通,疏通经络。操作者用双手拇指指腹分别按压在患者的双脚底趾根部,同时用食指和中指指腹固定在所按的趾根背部,按揉顺序为第三、第四、第二、第五、第一趾,每趾按揉 100 次,完成一轮后,整个过程可重复 3 遍。手法力度应以患者感到酸胀而又不至于疼痛为宜。按揉完毕,用双手掌面以适当力度推擦患者双脚背面 200 次。治疗中,患者双脚应穿袜子以便按摩。该手法结束后,嘱患者再饮温开水 1 杯,以助气血流通。

5. 患者双脚拇趾内侧根部的按揉

操作者双手交叉,用同侧拇指指腹按揉患者患侧双脚拇趾内侧根部区,手法力度宜适中,每组各按揉 50 次,重复 3 组。按揉完毕,可嘱患者饮温开水 1 杯。此手法主要用于改善患者面部瘫痪的症状,使其面部功能逐步恢复正常。

四、注意事项

脑卒中后遗症常表现为一系列复杂且持久的健康问题,这些问题往往严重妨碍患者的日常生活。在治疗和康复过程中,患者积极的自我调养与锻炼(如肌力恢复练习、关节活动度训练等)显得尤为重要,对于防止肌肉萎缩、保持关节灵活度及促进身体功能复原具有重大意义。与此同时,家属的悉心照护与精神鼓励不可缺少,他们在提供生活照料、激励患者坚持康复,以及营造积极向上的康复氛围方面发挥着至关重要的作用。

五、预防与锻炼

(1)合理控制血压,一般血压应控制在 140/90 mmHg(1 mmHg≈0.133 kPa)以下,具体目标需遵医嘱。应定期监测血压。

(2)若正在服用降压药物,不可随意停药,应按医嘱增减降压药物。

(3)保持血压稳定,避免血压过大波动,不可将血压降得过低。

(4)有效控制血糖、血脂和血黏度。

（5）减轻体重，达到正常标准。

（6）戒烟限酒，低盐低脂饮食。

（7）坚持适当的体能锻炼。

六、病例分享

（1）病例诊断：患者为 69 岁男性，诊断为脑卒中后遗症。

（2）症状描述：患者行走不稳，双下肢肌力减退，手部握力丧失，日常生活受限。

（3）治疗过程：针对患者的四肢及关节部位，采用揉、按、推等手法，以适中力度按摩患者的手指和脚趾相应部位，连续实施了 5 次肢端推拿治疗，旨在通过刺激相应反射区，促进肢体功能恢复，增强患者平衡能力及手部握力。

（4）治疗效果：经过 5 次治疗后，患者的症状得到显著改善，日常生活已能基本自理。

第十二节　尾骨痛

尾骨痛是由尾骨及其周围肌肉或韧带受到直接创伤，如挫伤或骨折，导致局部气血瘀滞而引起的疼痛。在中医理论中，尾骨痛还可能由气滞血瘀、寒湿侵袭、肝肾亏虚等病因导致。女性因体质特点，在某些情况下可能更易罹患尾骨痛。中医可通过针灸、推拿、中药内服外用等方法，根据患者的具体病情进行辨证施治，以达到疏通经络、活血化瘀、温经散寒、补益肝肾等目的，从而有效缓解尾骨痛的症状。本节将介绍针对尾骨痛的肢端推拿治疗技术。

一、临床表现

尾骨痛在急性期疼痛明显，平卧、坐位、行走时尾骨区受压或受到刺激都会引起剧烈的疼痛。随着时间的推移，疼痛可逐渐缓解。若未得到及时有效的治疗，疼痛可转为慢性，在某些诱因下疼痛可再次发作。

二、治疗信息区

尾骨痛的肢端推拿治疗信息区为双手中指掌指关节俯侧面和双脚第三趾跖趾关节俯侧面。

三、按摩要点

1. 双手中指掌指关节俯侧面的按揉

每次按揉 30～50 次,共做三次,根据个人体质和舒适度进行调整,操作时可双手交替进行。

2. 双脚第三趾跖趾关节俯侧面按揉

每次按揉 30～50 次,共做三次,根据个人体质和舒适度进行调整。

3. 中指(趾)的拔伸

操作者用食指与中指夹住患者的中指(趾)指(趾)间关节,缓慢而均匀地分别进行 3～5 次中指(趾)拔伸。

4. 治疗信息区的摩擦

操作者以适中力度和均匀速度摩擦上述 1、2 所按揉的部位,每组摩擦 50～100 次,重复 2～3 组,可有效缓解疼痛症状。

四、注意事项

尾骨痛一般由急性外伤或者慢性劳损(如长期坐姿不当、局部反复承压)引发。平时坐位时可在臀部垫一个能减轻尾骨压力的软垫(如中空坐垫),发作期不可久坐。治疗期间宜采取俯卧位休息,以减少对尾骨的直接压迫。

五、预防与锻炼

尾骨痛常因摔跤时臀部着地造成尾骨损伤而引发。平时行走或进行剧烈运动时,应谨防摔跤,特别是老年人。治疗期间,患者可以配合进行收肛运动,以锻炼盆底肌(或骨盆底肌群)的力量。

六、病例分享

(1)病例诊断:患者为 28 岁女性,骑自行车时不慎摔倒,腰骶部及尾骨周围持续疼痛。后经医院 X 线片检查并结合临床症状,诊断为尾骨痛。

(2)症状描述:尾骨周围疼痛,不能久坐。

(3)治疗过程:根据患者的症状,采用肢端推拿疗法,重点按摩患者双手的中指根部及双脚的第三趾根部。

(4)治疗效果:经 1 次治疗后,患者的症状得到缓解。

第十三节 肋骨骨折

肋骨骨折的发生与外力的性质、强度,以及患者的年龄、骨骼特性等因素息息相关。在胸部损伤中,肋骨骨折占比高达 61%～90%。儿童的肋骨相对富有弹性,在一般外力作用下不易发生骨折;而成人,尤其是老年人,肋骨弹性渐减,成为肋骨骨折的高危人群。

一、临床表现

肋骨骨折的临床表现多样。胸部受直接暴力导致的肋骨骨折,断端常向内移位,易刺破肋间血管、胸膜及肺,从而引发血胸、气胸或血气胸。而间接暴力,如胸部受到前后挤压时,骨折多发生于肋骨中段,断端向外移位,易刺伤胸壁软组织,引发胸壁血肿。枪弹或弹片所导致的肋骨骨折,常为粉碎性骨折。

二、治疗信息区

肋骨骨折的肢端推拿治疗信息区有 2 个,即患者双侧手背部掌骨区域和双侧脚背部掌骨面。

三、按摩要点

1. 双侧手背部掌骨区域的按揉

操作者用拇指指腹从患侧小指掌骨开始逐步按揉到第二掌骨处,沿纵向按揉每根掌骨正中及两侧,反复按揉 50～100 次,手法力度宜适中。按揉结束后,快速摩擦该手手背掌骨区域 50～100 次。

2. 双侧脚背部掌骨面的按揉

患者取仰卧位,操作者用食指和中指的指腹沿纵向依次按摩脚背各跖骨区域,反复按揉 50～100 次,可重复做三次,手法力度宜适中。按揉结束后,快速摩擦脚背的跖骨区域 50～100 次。

四、注意事项

治疗前应综合运用中医四诊(望、闻、问、切)的方法,结合患者症状、体征及必要的 X 线片检查,进行诊断,明确骨折的部位及病情。推拿手法的力度与治疗时间需根据患者的身体承受能力而定,对于骨折情况严重者可辅以其他疗法共同治疗。肋骨骨折未治愈前,应避免上身大幅运动,以防骨折移位,同时应指导患者掌握正确的咳嗽和呼吸方法,以减少对骨折部位的牵拉和刺激,促进骨折愈合及身体康复。

五、预防与锻炼

肋骨骨折主要由外伤引起,也可能由骨质疏松引发(中医认为老年人骨质疏松的发生与肾气不足、脾胃虚弱、气血不足等因素有关)。因此,从调补肝肾、健脾益胃、补养气血等多方面着手积极预防老年骨质疏松,是预防肋骨骨折的重要措施。肋骨骨折期间,应避免剧烈运动及上半身过度活动。骨折稳定后,可循序渐进地进行功能锻炼,如呼吸练习、轻微的扩胸运动等,以预防肺部并发症、帮助骨折愈合、增强肌肉力量及恢复胸廓与相关关节功能。待骨折完全愈合后,方可适当加强锻炼,但仍需量力而行,避免过度劳累。

六、病例分享

(1)病例诊断:患者为 56 岁女性,走路不慎摔倒后,出现右侧胁肋部及后背部隐痛。经 CT 检查,诊断为右侧肋骨骨折。

(2)症状描述:患者出现右侧胁肋部及后背部隐痛,无法采取右侧卧位,且在呼吸和咳嗽时疼痛加剧。

(3)治疗过程:根据患者的症状,采用肢端推拿手法,重点按揉患者双手及双脚的肋骨反射区。

(4)治疗效果:经 3 次治疗后,患者疼痛基本消失。

第十四节　失音

失音是指因喉部器质性或功能性病变导致的完全性声音丧失。常见病因包括器质性声带麻痹(其中喉返神经损伤占 75%)、喉癌、急性喉炎(其中病毒性喉炎占 82%)、癔症性失音(多见于中青年女性,常在情绪应激后突发)以及创伤性喉部手术后声带粘连(发生率为 3%～7%)。

一、临床表现

失音一般表现为声音嘶哑,甚至完全不能发出声音。肢端推拿对缓解失音症状,特别是急性失音具有很好的效果,一般经过 10～15 分钟治疗后可改善发声情况。

二、治疗信息区

失音的肢端推拿治疗信息区有 3 个,即下颌骨下缘的筋节点、喉部两侧(包括其上下延伸区域)的软组织及双侧胸锁关节周围的软组织。

三、按摩要点

1. 患者双侧合谷穴的按揉

操作者同时按揉患者双侧合谷穴 100～150 次,手法力度先轻后重,以患者能耐受为度。

2. 下颌骨下缘筋节点的按揉

操作者用中指或食指按揉下颌骨下缘的筋节点及廉泉穴,各按揉 30～50 次。

3. 喉部患侧两侧软组织的按揉

操作者用右手食指、中指和无名指的指腹自上而下按摩喉部两侧。在按摩过程中,患者的喉部可能会感受到局部轻重不一的疼痛感。每侧点按 5～10 次,或根据患者的舒适度进行调整。

4. 颈部拍打

患者取坐位,头略微后仰。操作者站在其身后,用双手手掌,以适中的力度和稳定的频率交替拍打患者颈部两侧,范围从耳下至锁骨上方,重复 30～50 次,以促进局部血液循环。

5. 双侧胸锁关节周围软组织按揉

操作者用双手的拇指和食指分别按揉患者两侧胸锁关节周围的软组织,采用轻柔而深透的揉法,重点按摩锁骨上下缘及胸骨柄上方的区域,以缓解喉部紧张感,每侧重复约 1 分钟。

四、注意事项

操作时应作用于喉部环状软骨周围的软组织,避免过度按压或刺激颈部敏感结构(如迷走神经、颈动脉窦等),以免引起患者头晕、出冷汗,甚至晕厥。操作时务必注意。

五、预防与锻炼

平时避免大声说话,忌食辛辣食物,戒烟,戒酒。

六、病例分享

(1)病例诊断:患者为65岁男性,因参加活动时过度用嗓,并且遇到天气降温,出现无法发声的症状,诊断为失音。

(2)症状描述:咽喉部疼痛,无法发声。

(3)治疗过程:采用肢端推拿疗法,重点按揉本节中"二、治疗信息区"所述的特定部位。

(4)治疗效果:经3次治疗后,患者症状缓解。

第十五节　坐骨神经痛

坐骨神经痛是指坐骨神经通路及其分布区域(臀部、大腿后侧、小腿后外侧和脚外侧面)出现的疼痛,可分为原发性和继发性两大类。原发性坐骨神经痛的原因多样,可能与感染、中毒、营养代谢障碍、受寒等因素有关,常因受凉或久居潮湿环境而诱发。继发性坐骨神经痛是由邻近组织或结构的病变压迫或刺激神经引起,可分为根性和干性两类:根性指神经根受压,干性指神经干受压。

一、临床表现

发病初期,患者常感到下腰背部酸痛及腰部僵硬感,随后疼痛逐渐加重,可发展为剧烈疼痛。疼痛通常自腰部、臀部开始,沿大腿后外侧、小腿后外侧放射至脚外侧,呈条带状分布。有时可伴有烧灼样或针刺样疼痛。为减轻疼痛,患者常采取保护性姿势:如在健侧卧位时,患侧髋关节和膝关节屈曲;站立时重心移向健侧,以减轻神经牵拉。若病情迁延,患侧大腿后侧及小腿的肌肉可能因失用而逐渐松弛、无力,甚至出现轻度萎缩。

二、治疗信息区

坐骨神经痛的肢端推拿治疗信息区如下:① 双手中指与无名指根部的掌侧面及其两侧缘;② 双脚第二至第四趾的根部及其内外两侧。

三、按摩要点

1. 患侧无名指根部的按揉

操作者用拇指和食指的指腹,按揉患者患侧无名指根部的内外两侧,手法的力度先轻后重,以患者能耐受为限。每组按揉 50～100 次,重复 3 组。在按揉时,患者局部可能会感到酸胀疼痛。

2. 患侧无名指的摩擦

操作者用手掌的大鱼际紧贴患者的无名指,自指根向指尖方向快速、轻柔地环形推擦。操作前可以在局部涂抹按摩介质(如润滑油),以防止擦伤皮肤。力度应适中,速度与频率以患者感觉舒适为限。

3. 患侧无名指的拔伸

操作者用食指与中指夹持患者患侧无名指,自指根向指尖方向轻轻拔伸 10～20 次。

4. 双脚第二至第四趾根部及其两侧的按揉

操作者按揉患者双脚第二至第四趾根部及其两侧。手法力度宜适中,每侧每组 50～100 次,重复 3 组。第 3 组可双脚同时进行,以促进气血调和。

以上手法结束后,嘱患者饮温开水 1～2 杯。隔日治疗 1 次,一般 3～5 次可见缓解,重者约需 10 次。

四、注意事项

手法力度应由轻渐重。行擦法时,需控制力度,避免用力过度导致皮肤擦伤。

五、预防与锻炼

进行突然的负重动作前,应适当进行腰部热身活动,以防扭伤。平时应加强腰肌锻炼,运动后注意腰部保暖与保护。内衣汗湿后应及时更换。出汗后,待汗干再洗澡,以防受凉。改善潮湿的居住环境,有助于降低本病的发病率。急性期患者应及时就医并卧床休息。在急性疼痛期,患者避免提取或搬运超过自身能力范围的重物。搬运重物时,应采用正确姿势(如屈膝、保持腰背挺直,主要依靠腿部发力),避免直接弯腰或单纯使用手臂、背部力量。可考虑采用推送等方式,并尽量避免猛力拉拽,以降低损伤风险。休息时宜选择硬板床,并坚持进行适当的床上功能锻炼,以促进康复、增强肌力。

六、病例分享

（1）病例诊断：患者为 42 岁男性，诊断为"腰椎间盘突出症伴右侧坐骨神经痛"。

（2）症状描述：患者因常年驾驶，右侧腰肌、臀部及腿部酸麻胀痛，行走乏力，不能长时间行走与站立。

（3）治疗过程：根据患者症状，采用肢端推拿疗法，选取患侧手部无名指根部及脚部第二至第四趾根部等相应治疗信息区进行推拿。

（4）治疗效果：经过 3 次治疗后，患者右侧腰臀部及腿部的酸麻胀痛感基本缓解，行走与站立功能明显改善，生活质量显著提高。

第十六节　抑郁症

抑郁症是一种常见的精神障碍，以持续性情绪低落为主要特征。在现代社会中，抑郁症的发病率较高，其成因复杂，可伴随躯体功能下降、内分泌系统失调等症状，情感上则主要表现为情绪低落、兴趣减退和绝望感。

根据《精神障碍诊断与统计手册（第五版）》（$DSM-5$）、《国际疾病分类（第 10 次修订本）》（$ICD-10$）、存在主义心理学模型，抑郁症可分为如下类型。① 应激相关抑郁障碍：由失业、丧亲、情感受挫或罹患重大疾病等突发负性生活事件引发。② 躯体症状主导型抑郁：以长期慢性疼痛、腹泻、咳嗽、失眠、便秘等躯体不适为主要或早期表现，情绪症状可能不典型。③ 持续性抑郁障碍：由长期工作压力、家庭与情感关系紧张、学业困境等持续性负面环境因素导致。④ 存在压抑型抑郁：因对社会现象过度担忧、对未来悲观或对生存环境缺乏安全感等引发。

一、临床表现

在中医理论中，抑郁症的病因多与气血阴阳失衡及气机郁滞有关，尤其与心、肝、脾等脏腑功能密切相关。根据中医五脏理论，抑郁症的常见中医证型可大致归纳如下。

（1）心神失调型（或称心系证型）：多因思虑过度、情志内伤扰动心神，或因久病耗伤心血所致。常见症状包括胸闷、心悸、失眠多梦、精神恍惚、健忘。

（2）肺气郁滞/亏虚型（或称肺系证型）：多因忧悲过度，耗伤肺气，影响宣发肃降。常见症状包括咳嗽气短、语音低微、时欲悲泣、咽喉不适、易感外邪。

（3）肝气郁结型（或称肝系证型）：多因情志不遂、郁怒伤肝，致使肝失疏泄，气机郁滞，或郁而化火。常见症状包括胁肋胀痛或窜痛、情绪抑郁或急躁易怒、善太息、口苦咽干、失眠多梦。

（4）肾精亏虚型（或称肾系证型）：多因禀赋不足、久病以及房劳过度或长期过劳（如熬夜）导致肾精耗伤。常见症状包括腰膝酸软、头晕耳鸣、精神萎靡、失眠健忘、意志消沉、尿频。

（5）脾失健运型（或称脾系证型）：多因思虑过度或饮食不节，损伤脾胃运化功能。常见症状包括食少纳呆、脘腹胀满、大便溏薄、神疲乏力、面色萎黄。

二、治疗信息区

抑郁症的肢端推拿治疗信息区有 3 个：① 双脚各趾关节（包括跖趾关节、近端趾间关节与远端趾间关节）；② 双手各指关节（包括掌指关节、近端指间关节与远端指间关节）；③ 头面五官部位。

三、按摩要点

1. 双脚各趾关节的按揉

按揉患者双脚各趾关节（跖趾关节、近端趾间关节及远端趾间关节）的跖侧、背侧、内侧和外侧，每个关节的各面按揉 30～50 次。手法力度应由轻到重，可重复进行 3～5 遍。

2. 双手各指关节的按揉

按揉患者双手各指关节（掌指关节、近端指间关节与远端指间关节）的掌侧、背侧、尺侧和桡侧，并可重点点按掌指关节周围的合谷、后溪等穴位。手法应轻柔而有渗透力，每个关节操作 30 秒至 1 分钟。

3. 头面五官部位的按揉

按揉患者的头面五官部位，可参照"头面部九法"的顺序与方法施术（具体操作参见"头面部九法"视频）。

四、注意事项

抑郁症患者常因情志内伤等因素导致脏腑功能失调，其康复需循序渐进。

治疗期间,患者应注重调畅情志,避免急躁,保持内心安宁,并积极遵从医嘱,配合治疗。营造和谐的家庭关系与社会支持环境,有助于患者情志舒畅、气血调和,从而提高疗效。

五、预防与调护

预防与调护是抑郁症患者维护身心健康的重要方面。保持积极乐观的心态,建立健康的生活方式(如规律作息、戒除不良嗜好),进行适度的体育锻炼,增加户外活动(如多晒太阳),并积极参与社交,这些都有助于缓解症状,提高生活质量。

六、病例分享

(1)病例诊断:患者为 36 岁女性,诊断为产后抑郁症。

(2)症状描述:患者长期体虚畏寒(尤以下肢为甚),反复头痛、失眠,伴胸闷气短,情绪波动大。兼见腹胀腹痛、便秘及月经不调。

(3)治疗过程:针对患者的复杂症状,操作者进行了 7 次肢端推拿治疗,主要在患者的脚部、上肢、手部以及头面部进行手法操作。

(4)治疗效果:治疗 7 次后,患者体力增强,精神状态好转,畏寒明显减轻;头痛、失眠、胸闷气短等症状消失;情绪稳定,腹胀、腹痛、便秘改善,月经转为正常。

第十七节 病例拓展分享

一、心脑血管疾病

(一)病例 1

(1)病例诊断:患者为 70 岁男性,5 年前因跌倒致头部外伤,遗留脑神经受损后遗症。

(2)症状描述:患者站立、行走不稳,单侧手颤抖,站立时易向一侧倾倒,日常行走需依赖拐杖。

(3)治疗过程:对患者的手指(脚趾)端及头面部进行肢端推拿治疗。经过7 次治疗后,患者已能独立行走,无须拐杖,站立时能够保持身体直立,手抖的频率已由每日数十次减少至每 1～2 日一次。

（4）治疗效果：后续追加治疗 5 次后，患者站立、行走稳健，手抖症状消失。

（二）病例 2

（1）病例诊断：患者为 76 岁男性，脑梗死后半年余。

（2）症状描述：患者在行走时自觉双脚底有踩棉花感，右手僵硬、乏力。

（3）治疗过程：给予肢端推拿治疗 6 次。为促进全面康复，随后对患者的双手、双脚进行经筋松解（肢端推拿手法），并追加肢端推拿治疗 3 次。

（4）治疗效果：经过初期 6 次治疗，患者双脚的行走功能恢复正常。随后进行经筋松解及 3 次肢端推拿治疗后，患者双手的灵活度明显增加，能够如常完成包饺子等手部精细活动。

（三）病例 3

（1）病例诊断：患者为 48 岁女性，诊断为缺血性心脏病。

（2）症状描述：患者午间常感心慌、气短，夜晚睡眠质量差，表现为入睡困难，伴食欲减退，情绪焦虑、易怒。

（3）治疗过程：给予肢端推拿治疗 3 次，主要施术部位包括手、脚及头面部。

（4）治疗效果：经 3 次治疗后，患者心慌、气短症状基本消失，夜晚睡眠质量显著改善，食欲恢复，情绪趋于平稳。生活质量明显改善。

（四）病例 4

（1）病例诊断：患者为 45 岁男性，诊断为头晕症。

（2）症状描述：患者近期因劳累和熬夜出现头晕、头痛，卧床休息后症状可缓解。

（3）治疗过程：对患者头面部及双手部相关穴位进行肢端推拿治疗 2 次，以缓解头部紧张、疲劳，促进局部血液循环，减轻头晕、头痛。

（4）治疗效果：经 2 次治疗后，患者头晕、头痛症状明显缓解。

（五）病例 5

（1）病例诊断：患者为 46 岁女性，诊断为脑血管瘤。

（2）症状描述：患者行走不稳，伴头晕、头胀，夜晚睡眠质量差、失眠，情绪低落。

（3）治疗过程：给予肢端推拿治疗共 32 次，主要施术部位为手、脚及头面部，以促进全身血液循环，缓解脑部压力。

（4）治疗效果：经 8 次治疗后，患者行走较前平稳，头晕、头胀消失，夜晚睡眠质量改善，情绪趋于稳定。此后继续治疗 24 次（疗程约半年），病情得到极大缓解。

二、耳鼻喉疾病

（一）病例 1

（1）病例诊断：患者为 53 岁女性，诊断为鼻窦炎。

（2）症状描述：患者嗅觉丧失 2 年余。

（3）治疗过程：对患者头面部及手部相关穴位进行肢端推拿治疗 2 次，以促进局部血液循环。

（4）治疗效果：经过 2 次治疗后，患者的嗅觉基本恢复。1 个月后随访时，患者鼻塞、流涕等鼻窦炎症状显著减轻，疗效明显。

（二）病例 2

（1）病例诊断：患者为 38 岁男性，诊断为左眼结膜炎。

（2）症状描述：患者于长时间视疲劳后，出现左眼红、肿、热、痛，伴视力明显下降。

（3）治疗过程：给予头面部及脚部肢端推拿治疗 2 次，以缓解眼部疲劳，促进局部血液循环，减轻炎症。

（4）治疗效果：经 2 次治疗后，患者眼部症状明显缓解，视力恢复正常。

三、骨疾病

（一）病例 1

（1）病例诊断：患者为 41 岁女性，诊断为下颌关节脱位。

（2）症状描述：患者下颌关节频繁弹响数年，近期关节脱位，无法正常进食。

（3）治疗过程：给予肢端推拿治疗 1 次，以期复位下颌关节。

（4）治疗效果：经 1 次治疗后，患者下颌关节成功复位，关节弹响明显减轻，可正常进食，症状显著改善。

（二）病例 2

（1）病例诊断：患者为 50 岁左右女性，诊断为脊柱侧弯。

（2）症状描述：患者因脊柱侧弯出现胸闷、睡眠多梦、醒后乏力。

（3）治疗过程：给予脚部肢端推拿手法治疗。首次治疗当晚，患者不到 21

点即感困意,此后数晚均能早睡;颈椎不适显著减轻,胸闷基本消除。

(4) 治疗效果:经过 2 次治疗后,患者坐姿明显改善,自觉坐姿不正时反感不适;睡眠仍多梦,但醒后乏力感消失,睡眠质量提高;此外,脊柱侧弯程度明显减轻,胸闷、颈椎不适基本消除。

(三) 病例 3

(1) 病例诊断:患者为 9 岁男孩,诊断为右桡骨小头半脱位。

(2) 症状描述:患者自高处跌落后,右臂无法平举及上举,活动受限。

(3) 治疗过程:施以肢端推拿结合肘关节复位治疗,复位右桡骨小头。

(4) 治疗效果:经治疗后,患者右臂活动迅速恢复,可正常平举及上举,疼痛、不适感明显减轻。

(四) 病例 4

(1) 病例诊断:患者为 35 岁女性,诊断为手腕部腱鞘囊肿。

(2) 症状描述:患者手腕关节背部出现樱桃大小囊肿,质硬且凸起,触摸时伴有疼痛感,对日常生活造成了一定影响。

(3) 治疗过程:给予患者肢端推拿治疗。对囊肿周围推拿约 1 分钟后,迅速按压囊肿,可闻及轻微弹响。

(4) 治疗效果:治疗约 1 分钟后,患者腕部囊肿消失,疼痛基本消失,腕关节功能恢复。

(五) 病例 5

(1) 病例诊断:患者为 55 岁女性,诊断为重度腰肌劳损。

(2) 症状描述:患者腰部疼痛严重,行走困难,间或需轮椅代步,伴长期腿抽筋。

(3) 治疗过程:给予脚部肢端推拿手法治疗。首次治疗后,患者腿抽筋改善,疼痛减轻,可尝试自主行走;第 2 次治疗后,腰腿疼痛基本消除,行走自如。

(4) 治疗效果:经 2 次治疗,患者腿抽筋明显缓解,腰腿疼痛基本消除,可自主行走,生活质量显著提高。

(六) 病例 6

(1) 病例诊断:患者为 87 岁女性,X 线片显示膝关节积液;查体发现腰椎侧弯、骶髂关节错位、双下肢不等长及步态不稳。诊断为膝关节积液、腰椎侧弯和骶髂关节错位。

(2) 症状描述:膝关节肿胀,下蹲困难,上下楼梯时疼痛剧烈,伴长期腰痛。

（3）治疗过程：首先对腰椎及骶髂关节进行复位,纠正错位;继而给予手部、脚部肢端推拿治疗 5 次,以缓解膝关节肿胀、积液及腰痛。

（4）治疗效果：经 5 次治疗后,患者的膝关节肿胀消退,积液消失,下蹲功能恢复,上下楼梯时疼痛明显减轻。

（七）病例 7

（1）病例诊断：患者为 49 岁男性,诊断为急性大面积筋膜炎。

（2）症状描述：患者在 2023 年 6 月旅游时,因长时间躺卧于湖边青石板上,次日返沪后出现后背僵硬、全身疼痛、失眠。经按压、刮痧等处理后症状曾缓解,但迅速复发。

（3）治疗过程：患者经中医辨证为风寒入里。首先给予肢端推拿脚部手法强刺激治疗约 15 分钟,患者手脚大量出汗;继而针对脚趾部位治疗 20 分钟,患者全身大量出汗。

（4）治疗效果：经 1 次治疗后,患者的症状明显缓解。

四、精神疾病

（1）病例诊断：患者为 68 岁男性,诊断为中度抑郁症。经过多次药物治疗及住院治疗,症状改善不明显。

（2）症状描述：患者长期全身乏力、失眠、烦躁、食欲减退、少言及精神萎靡。

（3）治疗过程：患者经中医辨证为脾胃虚寒型抑郁症。给予肢端推拿治疗：初期,患者精神状态渐佳,期间曾出现腹泻（每日 3～5 次）;8 次治疗后,食欲、睡眠均显著改善;后继续治疗 6 次,患者基本康复。治疗期间,嘱患者每日饮用生姜汤以温中散寒。此后,患者每年夏季进行 1 个疗程（10 次）的肢端推拿巩固治疗,已持续 4 年。

（4）治疗效果：经 8 次治疗后,患者体力恢复,精神好转,食欲增加,睡眠改善。完成全部 14 次治疗后,患者基本恢复。此后持续巩固治疗 4 年,病情稳定,无不适主诉。

五、妇产科疾病

（一）病例 1

（1）病例诊断：患者为 33 岁女性。主诉经前下腹部疼痛伴腰骶部下坠感。诊断为原发性痛经。

（2）症状描述：经前或经期出现下腹痛，持续数小时至数日。疼痛性质多样，可能呈钝痛、绞痛或刀割样痛，多位于下腹部，偶尔可放射至腰部或大腿内侧。

（3）治疗过程：① 患者取仰卧位，操作者按摩其双脚趾（重点为脚拇趾、第三趾、第四趾），至双下肢微热为止。② 操作者按摩其双手中指掌指关节掌侧，各3~5分钟，至局部微热为止。

（4）治疗效果：经5次推拿治疗后，患者的痛经症状显著缓解。

（二）病例2

（1）病例诊断：患者为27岁女性，诊断为复发性流产。

（2）症状描述：既往妊娠2次，均于孕3~4月时自然流产。

（3）治疗过程：给予肢端推拿（手指、脚趾、头面部）治疗8次，以调理身体，为再次妊娠做准备。

（4）治疗效果：治疗后1年，患者成功妊娠并顺利产下一名健康男婴。随后3年内，患者再次成功妊娠并顺利产下一名健康女婴。复发性流产的问题已得到解决。

六、一般传染病及后遗症

（一）病例1

（1）病例诊断：患儿为3岁男童，诊断为急性上呼吸道感染伴发热。

（2）症状描述：高热（体温39.6℃），面颊及耳廓潮红，大便干结。

（3）治疗过程：给予肢端推拿治疗（以脚部手法为主），以清热泻火、调理身体功能。治疗约15分钟后患儿入睡。

（4）治疗效果：经过1次治疗，患儿体温下降，发热缓解，大便干结改善，排便转畅。病情得到控制，疗效显著。

（二）病例2

（1）病例诊断：患者为67岁女性，诊断为新型冠状病毒感染后遗症。

（2）症状描述：胸闷气短，倦怠乏力，夜晚失眠多梦，日间头痛头晕，食欲缺乏。

（3）治疗过程：给予肢端推拿（以手部、脚部手法为主）治疗5次。

（4）治疗效果：经5次治疗后，患者症状显著改善。

第五章 肢端推拿与日常保健

　　人们在繁忙的日常工作、学习和生活中，往往忽视对手指、脚趾等肢端部位的呵护。在众多传统疗法中，肢端推拿以其独特的手法和显著的保健效果，成为一种值得尝试的日常保健方式。本章旨在介绍肢端推拿的保健技法，阐释其如何通过促进血液循环、缓解肌肉紧张，达到调节脏腑功能等效果。肢端推拿不仅有助于缓解身心疲劳，还能有效提升整体健康水平，为追求更高生活品质提供助力。

第一节　头面部保健操和小功法

一、耳功九法

（一）耳功九法的理论基础

　　"耳功九法"的理论基础主要源于中医的经络学说及"耳为人体缩影"的观点。中医认为，耳为经脉循行汇聚之处（如手少阳三焦经、足少阳胆经等均布于耳）。同时，耳廓犹如人体的缩影，其上分布着与全身脏腑、组织器官相应的特定穴位或反应点。对这些部位进行按摩刺激，有助于疏通经络、调和气血、平衡阴阳，激发人体自愈能力，促进脏腑功能的协调，从而达到辅助防治疾病、强身健体的目的。"耳功九法"即是依据这些原理，通过一系列特定的耳部按摩技法来调节人体功能，促进健康。

（二）耳功九法详解

1. 揉捏耳垂（及耳廓）

　　操作步骤：双手拇指置于耳垂后，食指置于耳垂前，两指相对，轻轻揉捏耳垂36次。然后，双手食指和中指并拢，从耳廓上部沿其边缘轻柔画圈按摩至耳垂,重复6~8次。接着,双手掌心覆盖双耳,轻按并快速松开(做"开合"状),重复3次。最后,双手食指轻轻敲击耳后(或耳廓背部)数次。

作用:此法通过按摩耳垂及耳廓的相关穴位与反射区,旨在促进局部血液循环,有助于防治耳鸣、耳聋等耳部疾患,并可增强机体相关功能。长期坚持,有助于改善耳部血液循环与新陈代谢,缓解耳部疲劳,维护耳部健康,对提升整体身心状态也有积极作用。

2. 摩擦耳后

操作步骤:将拇指紧贴耳后,食指弯曲放在耳前,用拇指指腹上下搓摩耳后皮肤36次。建议睡前进行,配合深呼吸和冥想。

作用:中医认为,耳与全身经络及脏腑(尤其是肾、胆)紧密相连。摩擦耳后有助于疏通局部经络,促进血液循环与新陈代谢,调和气血,平衡阴阳。此法能缓解紧张情绪,改善睡眠质量;对疲劳、头晕、耳鸣等不适亦有缓解作用。长期坚持,可以进一步提升睡眠质量,维护脑部健康,改善整体健康状况。

3. 摩擦耳屏

操作步骤:食指弯曲,以第二指节紧贴耳屏,来回搓摩耳屏36次。

作用:此法通过刺激耳屏穴位,有助于促进面部血液循环,达到一定的美容养颜效果。按摩可促进耳前淋巴循环,帮助加速局部代谢废物排出,减少面部浮肿;对由内分泌失调引起的某些皮肤问题可能有辅助改善作用。刺激耳屏及周边穴位(如听宫穴、听会穴),也有助于缓解头痛、耳鸣等不适,维护耳部健康,使人精神焕发。长期坚持,可对改善面部肌肤状态、让肌肤焕发光彩有积极影响。

4. 按揉三角窝、耳甲艇、耳甲腔

操作步骤:用食指指腹按揉,中指可叠在食指上以增加力度。用食指指腹沿三角窝(耳轮上脚与对耳轮下脚之间的凹陷处)、耳甲艇(耳轮脚以上的耳腔部分)及耳甲腔(耳轮脚以下的耳腔部分)依次来回按揉,一个来回算作一次,可重复36次。建议每日晨起或睡前进行,按摩完毕后可轻拉耳垂数次。

作用:此法通过按揉耳部三角窝、耳甲艇、耳甲腔等区域的穴位,旨在调和气血,改善内脏功能。长期坚持,有助于促进耳部及全身的血液循环,调节气血平衡,进而缓解头痛、失眠、耳鸣等症状,并对增强身体功能、维护脑部健康有益。此外,该法还可辅助调理脾胃,缓解胃肠不适,帮助舒缓情绪、减轻压力。

5. 斜拉耳尖

操作步骤:将拇指置于耳尖后侧,食指置于耳尖前侧,捏住耳尖向斜上方轻轻提拉 9 次;接着,用拇指与食指沿耳轮从下向上轻揉至耳尖,再沿耳背(耳后)向下按摩至耳垂,重复 3 遍;然后,用双手的食指与中指指腹轻轻按压耳垂中央的"眼穴",每次按压并停留数秒,重复 5 次;最后,将双手搓热,用掌心覆盖并轻按双耳片刻,以手温温暖耳朵。

作用:此系列操作通过刺激耳尖及耳部相关穴位,有助于提神醒脑,缓解头痛、头晕等症状,并对明目和改善视力模糊有一定帮助。

6. 搓揉耳舟

操作步骤:食指弯曲,紧贴耳舟部(耳轮与对耳轮之间的凹沟),拇指置于耳后相应位置,两指对捏,食指来回搓揉耳舟 36 次。操作时力度宜适中,以耳部感到微热、舒适为度,避免用力过猛。同时,保持手指温暖。

作用:此法旨在疏通耳舟部经络,有助于缓解耳鸣等耳部不适,并对维护听力健康有益。此按摩手法能促进耳部血液循环及局部新陈代谢,对于改善听力、减轻耳部疲劳有积极作用。长期坚持,亦有助于调节脏腑功能,平衡阴阳,对失眠、头痛、神经衰弱等症状有辅助缓解作用。此法简便易行,适合各年龄段人群日常保健。

7. 揉外耳道

操作步骤:食指指腹轻轻置于外耳道口,缓慢打圈按揉 36 次。操作前请确保手指及耳部清洁,动作务必轻柔,避免损伤耳道。中耳炎、外耳道炎等耳部疾病患者应避免此操作,以免加重病情。此外,按摩时可配合深呼吸,放松身心,有助于提升效果。若感到不适,应立即停止并咨询医师。

作用:此法通过刺激外耳道口附近神经,能促进耳部血液循环,对听力有一定的保健作用;同时,也有助于缓解由长时间佩戴耳机或处于嘈杂环境导致的耳闷、轻微耳鸣等不适。

8. 插拔外耳道

操作步骤:(承接操作 7)用食指指腹轻轻塞住外耳道口,停留约 3 秒后快速拔出,重复 3 遍。随后,可轻轻按摩耳廓周围:以指腹打圈的方式,从耳垂向上至耳尖,再沿耳背向下,循环 3～5 遍。最后,闭眼静坐片刻,进行深呼吸几次,放松身心,感受耳部乃至整个头部的轻松与舒缓。

作用:此系列耳部保健操作有助于促进耳部气血流通与放松,对缓解耳鸣、耳闷等不适有一定帮助,并可辅助维护听力健康。这是一种简便易行的日常保健方法。

9. 全耳疏通

操作步骤：双手掌心紧贴全耳，指尖朝向枕部方向，前后搓摩全耳 36 次。接着，用双手拇指与食指轻捏耳廓边缘，自上而下缓慢揉捏；随后可重点按压耳屏及耳周的耳门、听宫、听会等穴位，每个穴位按压 3～5 秒，重复 3 遍。然后，用双手掌心捂住双耳，手指指端轻轻叩击枕骨部，以"鸣天鼓"的方式叩击 36 次。

作用：此法能全面疏通耳部经络，调和气血，促进耳部血液循环，对听力有保健作用，并有助于缓解耳鸣、耳闷等不适感。此外，此法亦有助于醒脑开窍，安神定志。整套动作完成后，通常可以感到耳部乃至全身轻松舒畅，长期坚持对提升身体健康水平具有积极作用。

（三）实践应用与注意事项

"耳功九法"作为中医推拿疗法的一部分，具有操作简便、效果良好的特点。除特定禁忌人群外，各年龄段人群均可根据自身状况和需求练习。但需注意正确的手法和力度，避免用力过猛或操作不当导致损伤。耳廓皮肤有破损、出血或存在冻疮、溃疡者，应暂停按摩。初学者建议在专业中医师或推拿师的指导下练习，以确保操作的安全性和有效性。随着练习的深入，可以根据自身感受调整按摩的时间和力度，但务必以舒适为度，避免过度刺激。此外，应保持耳部清洁，避免在饱食或酒后立即进行按摩，以免影响效果或引起不适。最后，持之以恒地练习"耳功九法"，不仅能促进耳部血液循环，对改善听力有益，还有助于调节身体功能，是一种良好的自我保健方法。

二、面部功法

在开始练习此功法之前，请确保环境安静舒适，避免外界干扰。选择一个稳固的坐姿，保持身体放松，微闭双眼，调整呼吸，让心情逐渐平静下来。准备一条干净的毛巾，以便在按摩过程中擦拭多余的油脂或汗水。然后，将双手搓热，以增加按摩时的舒适度。从太阳穴开始，用指腹轻轻按压，以画圈的方式缓慢按摩，帮助缓解紧张情绪。接着，用双手食指的指关节沿着眉毛轻轻刮动，促进眼周血液循环，减少眼部疲劳。再用双手掌心覆盖脸颊，向上提拉，重复数次，以提升面部轮廓。之后，用双手的中指和无名指指腹轻轻按压下巴下方与颈部交界处的淋巴区域，帮助排出面部多余水分和代谢产物。在整个过程中，保持呼吸平稳，享受这份宁静与放松。

（一）头面部六部按摩法

1. 抚平额纹按摩法

操作步骤：用双手的中指和无名指指腹，从眉心开始向外画圈按摩至两侧太阳穴，然后用食指点压太阳穴。此为一遍，重复 20 遍。

作用：有助于预防及淡化前额皱纹。

2. 护理眼部按摩法

操作步骤：双手拇指轻按在太阳穴上以固定。用食指指腹，从眉头开始沿眉骨向眉梢推按，再从内眼角沿下眼眶向外眼角推按。上下眼眶完整推按一次为一遍，共重复 20 遍。

作用：此手法有助于缓解眼部疲劳，改善眼部皱纹和眼袋，保持眼周肌肤的紧致与活力。

3. 清洁鼻部毛孔按摩法

操作步骤：首先确保面部放松。用热毛巾敷于颈后，以促进淋巴循环的通畅。接着，准备一把小汤匙，在温水中加热后，用其光滑边缘轻柔抵住鼻翼，沿鼻翼向鼻尖方向单向轻刮，重复 5～8 次。

作用：此法有助于清洁鼻部毛孔，并对鼻周皮肤有轻微提拉感。

4. 护理唇部按摩法

操作步骤：用双手中指指腹沿唇缘轻柔地顺时针画圈（以自身为准）。随后，分别从上唇人中沟、下唇中央（颏唇沟上方）向两侧嘴角轻抹。抹至嘴角时，手指略微向上轻挑。重复此操作 20 次。

作用：有助于淡化唇周及嘴角表情纹，并对延缓嘴角下垂有一定帮助。

5. 舒缓面部按摩法

操作步骤：将双手指腹轻按于印堂穴，向上推至前额发际线，再分向两侧沿发际线按摩至耳前。手指力度适中，速度缓慢均匀。重复此操作 5～8 次，以面部感到放松舒适为宜。

作用：疏通经络，促进气血运行；宁心安神，缓解头面滞胀，改善头痛和眼疲劳；调节肌筋膜张力。

6. 护理颈部按摩法

操作步骤：微微仰头，用双手指腹或手掌，从颈部锁骨上方沿肌肉纹理向上按摩至下颌线，力度适中，速度均匀。左右两侧交替进行，每侧 10 次，共 20 次。

作用：此法有助于延缓颈部皱纹的形成，并对改善由肌肉松弛导致的"双下巴"问题有一定帮助。

(二) 头面部五步按摩法

1. 干擦脸

操作步骤：用手指或手掌，从印堂穴开始，轻柔地向下摩擦至下颌，再向上返回。眼周区域采用打圈或由内向外轻按的方式，避免拉扯。按摩脸颊和下颌线时，可结合从下向上、由内向外的提拉手法。确保力度适中，动作缓慢且有节奏。

作用：有助于紧致面部皮肤，促进面部血液循环。

2. 摩擦额头

操作步骤：用双拇指指腹或掌心轻按于印堂穴（两眉头连线的中点）。然后，双手沿额头向左右两侧分抹至太阳穴，再沿原路缓缓推回至印堂穴。这为一遍，重复10余遍。在操作过程中，力度应适中，以感觉舒适、无明显压迫感为宜，避免过度用力导致皮肤发红或不适。同时，可以根据个人肤质和敏感度适当调整力度和次数。

作用：中医认为，按摩额头部位有助于疏通经络（尤其是督脉与阳明经），通过刺激印堂、头维等穴位以升发清阳，达到醒脑提神的功效。

3. 梳摩头顶

操作步骤：双手十指分开，从前发际线沿头顶中线向后发际线做梳头的动作，重复约20次。随后，双拇指按压太阳穴，其余四指扶稳头部，拇指先向下再向上按揉10余次；最后用中指或食指指腹按揉头顶百会穴10余次，力度由轻渐重。

作用：头部按摩有助于缓解疲劳、改善头皮营养状况、促进新陈代谢、调节皮肤皮脂分泌。

4. 轻拍面部

操作步骤：用双手掌心或指腹轻轻拍打面部，从下颌（即下巴）开始沿面颊向上至额头，再沿额头两侧向下至太阳穴，循环进行，注意力度适中。可每日早、中、晚各进行1次，每次约10分钟，或根据个人情况调整。

作用：有助于促进面部血液循环、增强皮肤弹性、缓解皮肤干燥、提亮肤色、缓解精神压力。

5. 叩头、揉发根

操作步骤：用双手指端对头部进行柔和叩击10余次。然后，用十指指腹贴近头皮,从前发际线向后发际线梳理,同时轻柔按揉发根及头皮,共进行 10 余次。此过程可用手或梳子进行。

作用:有助于舒缓头部、促进局部血液循环。

(三) 头面部五步养生操

1. 搓脸法

操作步骤:将双手掌心相对,快速搓热后,轻轻放置于面部,由下而上、由内向外反复搓揉 30 次,力度适中,以面部感到温热舒适为宜。随后,可用双手中指指腹轻按太阳穴,以画圈方式按摩约 10 次。接着,用双手中指指腹沿眼眶边缘轻柔按压,从内眼角向外眼角滑动,重复 5 次。之后,双手拇指与食指轻轻捏住下颌,沿下颌线向上提拉至耳根,重复 5 次。最后,用掌心轻轻覆盖整个面部,深呼吸数次。

作用:搓脸法有助于促进面部血液循环和新陈代谢,对减缓面部皱纹产生、增加肌肤弹性、使肌肤光滑细腻、延缓皮肤衰老有益。长期坚持,可以促进面部皮肤健康,对毛孔清洁畅通、减少黑头与粉刺有帮助。此法还有助于缓解面部及眼周肌肉紧张与疲劳,对改善眼部血液循环、减少黑眼圈与眼袋、紧致下颌线条、促进面部淋巴流动有一定作用,并可能通过刺激穴位改善面部气色,增添肌肤光泽。

2. 搓鼻法

操作步骤:用双手食指或中指在鼻子外侧(鼻翼两侧)反复搓揉 30 次。然后,在人中穴(位于上唇上方正中凹陷处)处来回搓揉 30 次。搓揉时,力度适中,以局部有酸胀感为宜。

作用:搓鼻法有助于改善鼻腔的通气功能,并对增强机体抵抗力、辅助预防感冒及鼻炎等呼吸系统疾病有一定益处。搓揉人中穴有助于提神醒脑。长期坚持此法,可促进面部血液循环,有益于面部肌肤健康。此外,此动作也有助于缓解紧张情绪。对于鼻塞、呼吸不畅者,可作为日常保健措施。在特定情况下(如晕车、晕船时),按摩人中穴可以有助于恢复清醒。

3. 梳头、拍头法

操作步骤:用十指从前发际线开始,向后脑方向反复梳理头发或头皮 30 次,力度适中,以头皮感到微微发热或舒适为宜。之后,双手轻轻拍打头部各部位 15 次,注意控制力度,以感到舒适而不疼痛为度。接着,用指腹轻轻按压太阳穴及周围的穴位,顺时针与逆时针各旋转按摩 5 圈。随后,将双手五指分开,插入发间,以指腹轻轻抓握或按摩头皮,从头顶向两侧及后方缓慢移动,重复 5 次。最后,闭目养神,深呼吸几次。

作用:梳头、拍头法有助于改善头部血液循环,辅助脑部供血供氧,对改善睡眠、增强记忆力、舒缓头部疲劳、提升精神状态有一定帮助。此法有益于头皮健康,可能对预防脱发、使头发健康有光泽有积极作用。此外,定期梳头与拍头还有助于舒缓紧张情绪,减轻头部压力,对缓解某些头痛症状有辅助作用,并可通过刺激头部经络穴位,对调和气血、提升整体健康水平有益。

4. 摇头、点头法

操作步骤:头部先向左缓慢摇动 10 次,再向右缓慢摇动 10 次。之后,上下缓慢点头 10 次,动作需均匀。接着,头部先缓慢地向左肩倾斜靠近,并尽量让耳朵贴近左肩,保持片刻后缓慢回归正中;再向右肩倾斜,重复相同动作,左右各进行 5 次。最后,双手交叉抱于脑后,双手用力向前,同时头部向后用力抵抗,持续 5 秒后放松,重复 3 次。所有动作均需缓慢、平稳、流畅,避免用力过猛或动作突兀导致颈椎受伤。在整个过程中,要呼吸自然,保持身体其他部位放松。

作用:摇头、点头法有助于活动颈椎关节,缓解颈部肌肉紧张,预防颈椎病的发生。同时,此法还能促进脑部血液循环,改善脑部供血,提神醒脑。此外,摇头、点头的动作还能在一定程度上锻炼颈部肌肉的柔韧性和力量,帮助颈部更好地支撑头部重量,减少由长时间保持不良姿势带来的颈部疲劳和不适感。长期坚持此法,不仅能够有效预防颈椎病,还能在一定程度上改善由颈椎病引起的睡眠质量下降,因为颈部肌肉放松和血液循环改善有助于减少睡眠中的颈部疼痛和不适。同时,这种简单的头部及颈部运动也能作为工作间隙的小憩方式,帮助大脑从紧张的工作中暂时抽离,缓解精神压力,提高后续的工作效率与注意力。

5. 叩齿法

操作步骤:上、下牙齿连续叩击 50 次,叩击时可配合呼吸,每叩击一次呼气一次。叩击后,用温水漱口以保持口腔清洁。叩击时力度需适中,避免用力过猛产生撞击声,以免牙齿受损。此练习最好在晨起或睡前进行,作为日常口腔保健的一部分。对于牙齿敏感、有牙周疾病或牙齿松动的人群,应谨慎练习或在医师指导下进行,以免加重症状。

作用:叩齿法能够促进牙周及口腔内的血液循环,增强牙周组织的健康,有助于维护牙齿健康,可能有助于预防牙龈萎缩和牙齿松动。长期坚持还能改善面部血液循环。配合呼吸进行,能进一步放松身心,促进氧气在体内的流通,提升整体健康感。此法作为一种传统的养生技巧,还能在潜移默化中调整呼吸,促进身心放松,对缓解日常紧张与压力有一定帮助。它简单易行,不受时间和地点限制。长期实践叩齿法,能显著提升口腔的健康水平,有助于减少牙病的发生,并可能间接促进整体健康,使人显得更有精神。因此,将叩齿法融入日常生活,是一种既经济又实用的保健方式,值得根据个人情况尝试并坚持。

6. 面部提拉

操作步骤:双手掌心相对搓热后,用温热的双手从下颌开始,沿面颊两侧向上轻柔地提拉至太阳穴,再沿发际线轻柔地梳理至耳后,重复 5 次。随后,以指尖轻轻按压太阳穴,环形旋转按摩数圈。接着,双手拇指与食指张开呈"C"字形,沿着脸部轮廓线轻捏并向上提拉面颊下方至耳垂前,重复 3~4 次。最后,双手掌根置于两侧锁骨上方,沿颈部两侧轻柔地向下滑动至锁骨中央。提拉时力度要轻柔且均匀,避免过度拉扯或摩擦皮肤。过程中保持呼吸自然顺畅。

作用:面部提拉能在一定程度上提升面部肌肤的紧致度,暂时减少面部松弛和下垂的外观。通过轻柔按摩和提拉,可以刺激面部穴位和经络,促进面部血液循环和淋巴循环,有助于肌肤呈现红润光泽,并可能减少脸部水肿。面部提拉疗法不仅具有即时的视觉效果,而且其长远益处在于可能提升肌肤的自我修复能力。随着持续的练习,面部肌肉得到一定程度的锻炼,有助于增强面部组织的支撑力,对抗地心引力带来的老化影响。同时,改善血液循环可能有助于营养物质更好地输送到肌肤细胞,支持细胞的健康状态,从而在一定程度上减缓细纹与皱纹的出现,使肌肤看起来更加年轻与健康。此外,面部提拉还能改善面部轮廓的外观,使脸型看起来更加紧致上扬,增添青春活力。结合健康饮食与适度运动,可以综合促进身心健康,从内而外延缓衰老过程。

7. 鼻部按摩

操作步骤:双手拇指轻轻按压鼻翼两侧的迎香穴,以适中的力度旋转按摩 50 次。随后,将双手食指和中指并拢,以轻柔的力度按压鼻梁两侧,从鼻根向鼻尖方向缓缓推动,重复 10 次。

作用:鼻部按摩能帮助增强鼻腔的通气功能,并可能在一定程度上预防感冒和缓解鼻炎症状。同时,刺激迎香穴,可以缓解鼻塞、流涕等鼻部不适,并有助于改善嗅觉功能。

8. 眼部按摩

操作步骤:双手拇指轻抚太阳穴,食指从眼内角向眼外角方向轻刮上下眼眶各 50 次。随后,双手掌心搓热,轻轻覆盖在双眼上,让眼睛自然向左、向右各转动 36 次。刮眼眶时,力度要轻柔,避免直接触碰眼球。

作用:眼部按摩能缓解眼部疲劳,改善眼部血液循环,有助于缓解视力模糊、干涩等不适症状。同时,刺激眼周穴位,可以促进眼部新陈代谢,有助于减轻黑眼圈和眼袋。

9. 鸣天鼓

操作步骤:双手掌心紧按两耳外耳道,双手的食指、中指和无名指以适中的力度轻轻叩击脑后枕骨,共 60 下。然后,掌心掩按外耳道,手指紧按脑后枕骨不动,再骤然抬离,这时耳中会发出放炮样声响,如此连续开闭放响 9 下。以上算作 1 遍,每次可做 3 遍,每天可做 3 次。操作时叩击力度要适中,避免过度用力造成耳部不适或损伤。建议练习时间选在每天 17 点至 19 点(酉时)肾气充盛的时候,也可根据个人情况灵活选择其他时间。建议在安静、通风良好的环境中进行。操作时保持呼吸自然,思想集中,意在动作。姿势可以是坐、站或行进间,但需注意保持身体正直,舒适放松。

作用:鸣天鼓有助于缓解神经性的耳鸣、耳聋、神经衰弱、颈源性头晕、脑动脉供血不足等症状。

完成上述步骤后,可将双手掌心搓热,轻轻覆盖在双眼上,闭眼深呼吸数次,利用掌心的温热缓解眼部疲劳,同时放松身心。随后,用双手拇指与食指轻轻捏住耳垂,向下拉伸并揉捏,重复 10 次,以促进耳部血液循环,帮助缓解头痛和减轻压力。最后,双手交叠放于腹部,以肚脐为中心,顺时针方向缓慢按摩腹部 30 圈,有助于促进肠胃蠕动,改善消化。整个过程结束后,可保持坐姿或站立,深呼吸几次,感受身心的平静与放松。

第二节　手部保健操和小功法

一、手部穴位按摩

(一) 合谷穴

1. 穴位介绍

合谷穴位于手背第 2 掌骨桡侧的中点处,属手阳明大肠经的原穴,主治头面五官病症及肢体痛症,尤善疏解表邪、通调阳明经气。

2. **按摩要领**

用一侧手的拇指指腹从对侧手食指根部开始,沿着食指桡侧向合谷穴方向轻轻按摩,可采取自然按压、揉推等手法,每次按摩 5～10 分钟,每天可进行 1～2 次。

3. **按摩功效**

(1)镇静止痛:合谷穴气血旺盛,具有行气活血、通络止痛的功效,能有效缓解牙痛、头痛、肩臂痛及痛经等多种疼痛症状。

(2)通经活络:刺激合谷穴可帮助经络保持通畅,具有通经活络的功效,常用于治疗经络不通引起的各种症状,如面瘫、口眼歪斜、肢体麻木等。

(3)清热解表:按摩合谷穴有助于缓解因热邪过盛引起的口舌生疮、咽喉肿痛、目赤肿痛等不适症状,是治疗热病发热及头面五官各种疾患的重要穴位。

(4)祛风散寒:刺激合谷穴可激发阳明经气,通过调节营卫之气产生温热效应,有助于驱散风寒邪气,主治风寒感冒初起的恶寒、头痛、鼻塞等表证症状。

(5)行气活血:刺激合谷穴能帮助气血运行,改善气滞血瘀的状况。主治病症包括月经不调、痛经、经闭、滞产等。

(6)调理胃肠:刺激合谷穴对于促进肠蠕动有一定作用,可调节胃肠功能,具有和胃降气、调中止痛、通腑泄热的功效,适用于胃痛、恶心、呕吐、便秘、腹泻、胃胀等症状的调理。

(7)安神助眠:按摩合谷穴具有镇静安神的作用,能调节神经,缓解紧张情绪,有助于缓解入睡困难、失眠多梦等症状。

(8)美容保健:经常按摩合谷穴,能够促进血液循环,起到改善面部肤色、减少皱纹和色斑的作用;可增强肌肤免疫力,改善痤疮等皮肤问题。

(二) 阳池穴

1. **穴位介绍**

阳池穴位于手腕背侧横纹中,指伸肌腱的尺侧缘凹陷处。该穴属手少阳三焦经的原穴,具有疏调三焦气机的功效,主治头痛、耳聋、消渴及腕臂疼痛等症。

2. **按摩要领**

用一侧手的拇指指腹,逆时针画圈按揉对侧手的阳池穴,力度以感到酸胀为宜。每次按摩 1～3 分钟,早晚各进行一次。

3. **按摩功效**

(1)疏调三焦:阳池穴属手少阳三焦经的原穴,因此可生发阳气、促进气血运行,改善手足厥冷及末梢循环障碍。

(2) 清热温阳:善于缓解三焦热邪(如喉痹、目赤肿痛),兼可温阳散寒以缓解寒湿痹痛。

(3) 活血利节:疏通腕关节局部经络气滞血瘀,缓解运动损伤或劳损性疼痛。

(4) 舒筋通络:通调三焦经气以缓解肩臂痛、腕关节活动不利及经络阻滞。

(5) 调节末梢循环:通过改善末梢血液循环与自主神经调节,减轻四肢逆冷及肌肉酸胀。

(6) 利水化饮:调畅三焦水道以助津液代谢,改善消渴、水肿等水液输布失常病症。

(三) 劳宫穴

1. 穴位介绍

劳宫穴位于手掌心,第 2、第 3 掌骨之间,偏于第 3 掌骨,当握拳屈指时中指指尖所指处即为该穴位,属手厥阴心包经。

2. 按摩要领

用拇指指腹垂直按压对侧手掌的劳宫穴,力度逐渐加重,以局部产生酸、麻、胀感为度,每次按揉 3～5 分钟。

3. 按摩功效

(1) 调和营卫:按摩劳宫穴,有助于改善手掌局部微循环,缓解手部麻木、冰冷等气血不畅症状。

(2) 清心泻火:劳宫穴为手厥阴心包经的荥穴,按摩劳宫穴可清泻心包经的实火,缓解口舌生疮、牙龈肿痛、小便短赤等症。

(3) 安神定志:针对心火亢盛所致的心烦失眠、焦虑多梦,按摩劳宫穴能清心安神、平抑亢阳。

(4) 凉血解毒:适用于热毒内蕴所致掌中灼热、皮肤疮疡,配合十指井穴放血可增强疗效。

(四) 神门穴

1. 穴位介绍

神门穴属手少阴心经的原穴及输穴,位于腕前区,腕掌侧远端横纹的尺侧端,尺侧腕屈肌腱的桡侧凹陷处。本穴为宁心安神、清心定志的要穴,主治心痛、心悸、失眠、癫狂等心与神志病症。

2．按摩要领

每天早晨起床时，用右手食指指腹轻轻按摩左手神门穴 10～15 次，力度以感到酸胀为宜。因为人的心脏位于左边，所以按摩时通常刺激左手的神门穴。

3．按摩功效

（1）宁心安神：神门穴为手少阴心经的原穴，善治心血不足所致心悸怔忡、失眠健忘，或心火亢盛之烦躁不寐、多梦易惊。

（2）清心泻火：本穴可清降心经实火，缓解口舌生疮、小便短赤、胸中热烦等心火上炎证。

（3）通调心络：刺激神门穴可疏导心经气血瘀滞，改善心络不畅引起的心前区闷痛、前臂尺侧放射性疼痛。

（4）调治神志：针对痰热扰心型癫狂、郁证，按摩神门穴可豁痰开窍，现代亦用于焦虑状态的辅助治疗。

二、手部搓、擦、拧、转、握、捏、叩按摩

1．搓

（1）互搓指侧：两手十指交叉，掌心相对，然后相互揉搓指侧 16～24 次。此法有助于有效促进手指末梢的血液循环，迅速缓解手指的僵硬与疲劳。

（2）搓手掌：两手掌心相贴，快速相互摩擦，以掌心感觉温热、发烫为度。此法不仅能让手部迅速回暖，更能有效刺激手心的劳宫穴。刺激劳宫穴有助于调和气血、振奋阳气、宁心安神，并改善心火亢盛或气机郁滞所致的头痛、失眠。建议在晨起（升发阳气）与睡前（潜阳安神）时操作——双掌快速对搓至灼热，随即以温热掌心轻抚面部（自额至颌，反复 3～5 遍），再以十指梳推头皮（自前额至枕后，共 9 次）。

2．擦

擦手背：右手掌心紧贴左手背，自指掌关节向腕横纹方向（阳池穴方向）单向快速推擦，重复 16～24 次至皮肤灼热，然后换手操作。此法主要刺激手背分布的手三阳经（大肠经、三焦经、小肠经）及阳池、中渚等穴，可通调三焦气机、温通手部阳气，改善腕指冷痛、上肢气血不畅等症。

3．拧

旋拧手指：用一只手的拇指和食指，去转动另一只手的指关节，可以旋转按压、搓擦，连续做 15～20 次，两手交替进行。此法有助于增强手指关节的灵活

性,预防关节疾病。

4. 转

(1) 旋转拇指：以拇指根部的腕掌关节为轴心,让拇指指尖带动整个拇指,分别按顺时针和逆时针方向,做缓慢、大幅度的画圈转动。起初可能感到不顺,坚持数次后动作会变得流畅。每个方向旋转1~2分钟即可。

(2) 旋转网球：将网球置于双手掌心之间。双手合拢,模拟"搓汤圆"的动作,施加一定的压力,让网球在两个手掌之间来回、平稳地滚动。此动作能全面刺激和按摩手掌的肌肉与穴位(如劳宫穴),促进手部血液循环,缓解手掌疲劳和僵硬。

(3) 双手交叉握球按压：双手手指交叉相握,将网球包裹在双手的掌心内。然后,用力向内挤压网球,感受到手部及前臂肌肉的收紧,保持3~5秒后缓缓放松。如此反复进行多次。

此动作主要针对性地锻炼手部的握力和前臂肌群,能有效增强手部力量。

5. 握

(1) 虎口交叉按压：双手虎口交叉,使一只手拇指的指腹按住另一手手掌的小鱼际。有意识地用力按压,感受小鱼际的酸胀感,保持紧握3秒后放松。然后交换双手,重复按压。左右手交替进行5~6次。此动作能重点刺激手部肌肉,增强拇指力量和手掌的抓握力。

(2) 握拳与松拳：五指自然收拢成虚拳(拇指压于四指之下),持续3秒后缓慢舒展至掌指充分伸展,重复9~18次。通过规律性握拳刺激劳宫穴,配合手厥阴心包经气血运行,可清心除烦、通调心络,改善手掌麻木、前臂酸胀等气血不畅症状。

6. 捏

指尖按压：用拇指和食指指腹,逐个按压另一只手手指的指尖,每个指尖持续10秒左右。此法通过刺激手指尖分布的穴位(如少商穴、商阳穴、中冲穴等),疏泄经络郁热、宣通上焦气机,适用于暑热内闭所致头昏沉、咽喉肿痛、指端麻木等症。操作时以穴位酸胀为度,忌暴力掐压。

7. 叩

(1) 叩指关节：用一只手的拇指指甲,从另一只手的食指第一个远端指间关节开始,依次向近端叩到指根,然后再换成中指、无名指和小指,最后是拇指。每根手指叩击3~5遍,两只手轮流进行,每天早晚各做一次。此法可疏通经络,促进气血运行,还能刺激指关节附近的穴位,达到调理全身的效果。

(2) 十指叩井:双手十指指尖相对,进行快速、有节奏的相互叩击,持续 1～2 分钟(或 100 次左右),直到指尖感到微微发热和酸胀即可。指尖是手部经络的"井穴"所在(合称"十宣穴"),是气血流注的起始或末端。十指指尖相互叩击能振奋经络之气,起到开窍醒神、促进全身气血循环的作用,对改善因循环不畅所致的手指冰凉、麻木有较好效果。经常练习,有助于缓解手部关节的僵硬感,增加手指的灵活性,尤其适合需要长时间使用双手进行精细工作的人群作为日常保养的方法。

8. 其他手部活动

(1) 顶指尖:两手手心相对,两手五指指尖用力相顶 16～24 次,可锻炼手指力量,促进手指血液循环。

(2) 反应训练:左右手按照一定规律依次间隔伸出手指(如依次伸出拇指和小指、食指和无名指、中指,循环往复),由慢变快,每天练几遍。这种手指活动可通过手三阴经(心包经、心经、肺经)联动心包、心、肺之气,配合非对称指序刺激少阳三焦经气机,可达疏肝宁心、调节神志之效,为传统健脑益智导引术。

(3) 手指交叉:当感到大脑反应迟钝、注意力不集中时,可进行如下操作。双手十指交叉,一只手拇指在上保持片刻后,换另一只手拇指在上。然后,将手指尖朝向自己,双手腕内侧尽量紧靠。如此反复进行几次。此法有助于促进大脑血液循环,提高注意力。

(4) 温风吹手:用电吹风向手掌吹送温风,当手掌感到稍热时,将电吹风移开,然后再靠近手掌吹风。如此反复进行 6～7 次,以确保整个手掌均匀受到温风刺激。此法可促进手部血液循环,缓解手部疲劳。

三、拍手按摩

1. 拍手心

双手十指伸直张开,两手掌心相对,互相拍打 100 次,以掌心微微发红、发热为度。之后,可轻轻搓揉掌心,以进一步促进局部血液循环。手掌心区域为消化系统反射区,有脘腹胀满、腹痛腹泻、呃逆反酸等脾胃不和症状的人不妨一试。

2. 拍手背

双手伸直张开,两手手背相对并互相拍打 100 次;或用一只手的手心交替拍打另一只手的手背各 100 次。力度适中,以手背微红、发热为度。手背为脊柱反射区,对应颈椎、胸椎、腰椎和骶椎。有颈椎病、腰椎病等脊柱不适者不妨多拍手背。

3. 拍掌根

双手相对,手指(指尖)外翘,使两掌根互对,连续敲击100次。拍击时,以掌根感到酸胀、微微发热为度。掌根区域为泌尿生殖系统反射区,对应肾、输尿管、卵巢、子宫、前列腺等。若泌尿生殖系统功能欠佳,建议经常拍击掌根;健康人群也可通过此法增强免疫力,预防相关疾病。

4. 虎口对击

双手拇指和食指张开,使两手虎口相对(即拇指与食指之间的"V"形区域相对)。先轻轻接触,再相互对击100次。两手虎口相击,对缓解因肝郁脾虚、肝脾不和所致的胁肋胀痛(恼怒或抑郁时加重)、脘腹胀满、食欲减退、排便不畅等症状可能有一定帮助。有此类表现者可适当进行此练习。

5. 拍小鱼际

两手小鱼际相对并相互拍打100～300次,以该处微红、发热为度。小鱼际对应上肢内侧,是心经与小肠经的循行区域。长期拍打小鱼际,有益于心脏保健。

6. 拍大鱼际

两手大鱼际相对并相互拍打100～300次,以该处微红、发热为度。大鱼际对应上肢外侧,是肺经与大肠经的循行区域。长期拍打大鱼际,对肺部及上呼吸道具有保健效果。

7. 侧掌击"手丫"

一只手五指张开伸直,另一只手伸直,用其掌侧(小鱼际一侧)依次敲击前一只手各手指间的指蹼(俗称"手丫"),每个指蹼处敲击100次左右。指蹼部位富含微循环和末梢神经。经常敲击此部位,有助于改善全身血液循环与新陈代谢,尤其对老年人而言,有助于维持身体活力与功能。

手掌上分布着众多与脏腑器官相对应的反射区。拍手能刺激这些反射区,从而调动脏腑功能,激发免疫系统反应;增强心脏功能,降低心血管疾病风险;增强免疫力;改善关节灵活性,延缓关节功能衰退,辅助对抗关节炎等退行性疾病。此外,有节奏的拍手能将注意力集中于动作与声音,帮助暂时忘却烦恼与压力,缓解紧张情绪,放松身心,促进心理健康。

注意事项:

a. 避免过度用力,以免引起手部肌肉拉伤或关节损伤。

b. 选择合适的时间与地点。

时间:刚吃饱后不宜进行,以免妨碍消化;建议饭后至少半小时再练习。理论上,空腹或非饱腹状态下均可练习。

地点:选择空气流通且不打扰他人的场所,如公园、自家客厅等。

四、抓手操

抓手操是一种简单易学、适合各个年龄段人群的手部健身运动。

1. 基本抓手动作

(1)基础抓手动作。

准备姿势:站立或端坐,双手自然放松,掌心向上(或置于身前舒适位置)。

动作要领:双手五指用力张开,然后迅速屈指握紧成拳,再次用力张开五指,重复此动作。每次完整的一张一握为一次。可连续进行100次或更多,具体次数可根据个人情况调整并逐渐增加。

(2)四方位抓手。

准备姿势:站立,双脚与肩同宽,双手自然垂于体侧。

动作要领:保持身体稳定,在以下四个方位,手臂伸展后分别进行100次"基本抓手动作"(即五指张开、迅速握拳)。

侧平举抓手:双臂向身体两侧平举(与肩同高),掌心向下,进行抓手动作100次。

前平举抓手:双臂向身体前方平举(与胸同高),掌心向下,进行抓手动作100次。

上举抓手:双臂向上高举过头顶,掌心向下,进行抓手动作100次。

后伸抓手:双臂向身体后方伸展(尽量伸直),掌心向下,进行抓手动作100次。

2. 抓手操功效

(1)促进手部及末梢血液循环。

抓手操通过十指的协同活动,能有效促进手部血液循环,对于改善因循环不畅导致的手脚冰凉有积极作用。

(2)提高手指灵活度与精细操控能力。

长期坚持抓手操锻炼,有助于增强手指的灵活性、协调性和力量,对从事乐器演奏、书写、手工编织、键盘操作等需要精细手部活动的人群尤为有益。

（3）缓解手部疲劳与僵硬感。

针对长时间使用手指或保持固定姿势造成的手指疲劳、僵硬，抓手操能够活动手部关节，放松肌肉，促进局部循环，从而有效缓解不适。

（4）舒缓情绪，调和气血。

从中医角度看，肝主筋，其特性如木之曲直，手指的屈伸运动与肝气的疏通相关。规律练习抓手操，被认为有助于疏肝理气、养筋活络，从而间接舒缓紧张情绪。

（5）刺激经络穴位，辅助调节脏腑功能。

手指末端汇聚手三阴三阳经井穴（肺经少商穴、心包经中冲穴等），通过抓握伸展动作刺激这些脉气所发的穴位（《素问·气穴论》），可激发经气循行。抓握与伸展的动作能够刺激这些经络的井穴等特定穴位，可能对相关脏腑功能产生积极的微调作用。

（6）辅助增强身体活力与局部肌力。

有规律的抓手练习，特别是结合不同方位的动作，能增强手部、腕部乃至前臂的肌肉力量，有助于预防局部肌肉萎缩。通过改善手部功能和促进循环，对提升整体身体活力也有一定的积极影响。

第三节　脚部保健操和小功法

一、腿部保健操

腿部保健操通过一系列针对性的动作，旨在促进下肢血液循环，增强关节灵活性，缓解肌肉疲劳，并对整体健康产生积极影响。

1. 甩腿

（1）保持站立姿势，单手轻扶稳固物体以保持平衡。

（2）自然呼吸，单腿放松，先向前上方自然摆起（脚尖可略向上翘）。

（3）接着向后方自然甩动（脚面可随之绷直）。整个过程中，腿部在发力时收紧，放松时则自然摆动，避免用力过猛以免受伤。保持动作的连贯性与节奏感。

（4）两腿交替进行练习，每条腿在每个方向（前、后）可连续甩动 2～3 分钟，或根据个人舒适度调整。

此动作有助于增强下肢血液循环,舒筋活络。

2. 干洗腿与揉腿肚

(1) 干洗腿:双手手掌从大腿根部开始,可沿大腿内侧(肝经)、外侧(胆经)等经络循行方向,适当用力向下按摩至脚踝。再以适中的力度从脚踝反向轻柔按摩至大腿根部。重复此过程 20 次,以腿部感到温热舒适为宜。

(2) 揉腿肚:双手环抱小腿肚。以适中的力度持续进行旋转揉捏。每侧小腿持续 2～3 分钟,以腿部感到放松舒适为度。

这两个操作可缓解腿部肌肉紧张与疲劳,促进下肢血液循环,对预防和改善下肢静脉曲张等问题有益。

3. 绷腿

(1) 将一条腿伸直搭在与髋部同高或略低的稳固平面(如桌凳)上,脚尖自然朝上。另一条腿自然站立支撑,确保身体稳定。保持搭高腿的膝关节伸直,吸气,挺直腰背。

(2) 呼气时,上半身缓慢向前倾,尝试靠近脚尖方向,感受腿部后侧(腘绳肌)的拉伸感。拉伸感应适中,不应产生锐痛。

(3) 每侧腿保持拉伸状态 15～30 秒,然后放松,重复 2～3 次。换另一侧腿进行。注意保持身体平衡,避免腰部过度弯曲或颈部受压。

这个动作有利于缓解腰背僵直、腘窝挛痛、下肢痿软、屈伸不利等。

4. 扭膝

(1) 自然站立,双脚并拢,脚尖向前。屈膝微微下蹲,双手掌心轻放在双膝上。

(2) 以膝关节为轴,带动小腿,分别按顺时针和逆时针方向缓慢画圈扭转。

(3) 每个方向扭转 10～20 次为一组,可重复 2～3 组,或根据个人感觉持续活动 2～3 分钟。

此法有助于活动膝关节,增强其灵活性和下肢活力。

5. 下蹲

(1) 自然站立,双脚分开与肩同宽或略宽,脚尖自然朝前或略向外展。双手可自然下垂、叉腰或前平举以助平衡,目光平视前方。

(2) 吸气准备,保持腹部微微收紧以稳定躯干。

(3) 呼气,臀部向后向下缓慢下蹲,如同要坐在一张无形的椅子上,直至大腿与地面平行或个人舒适的最大幅度。注意膝盖与脚尖方向基本一致,膝盖尽量不超过脚尖(从侧面看)。保持背部相对挺直,避免过度弓背或塌腰。

(4)下蹲到位后,稍作停顿。然后吸气,脚跟发力,缓慢站起回到起始姿势。

(5)重复10~15次为一组,可进行2~3组,组间休息30秒至1分钟。可根据个人体能调整。动作应连贯、平稳,避免速度过快或突然发力。

此动作可有效刺激肌肉力量增长,提升髋关节稳定性。

6. 扳脚和搓脚心

(1)扳脚:端坐于床上或稳固椅子上,双腿向前伸直并可略微分开。保持腰背相对挺直,身体可微微前倾。用手轻柔地(避免过猛)将一侧脚趾向身体方向扳动(勾脚尖、活动脚趾)。左右侧脚交替进行,每侧各进行20~30次。保持呼吸自然。

(2)搓脚心:完成扳脚后,可将双手掌心搓热,分别置于双脚脚心上,以适中的力度进行搓揉,每侧搓揉约100次。

这两个操作通过刺激脚底穴位,促进脚底血液循环。

7. 空中蹬车

(1)双腿抬起,模拟蹬自行车的动作,交替向前上方(或天花板方向)蹬出。同时配合呼吸,蹬出时呼气,收回时吸气。

(2)以舒适的节奏和幅度交替进行,总时长为3~5分钟,或根据个人情况调整。

此操作可活动髋、膝、踝关节,锻炼腿部肌肉,促进下肢循环。

8. 暖脚

在完成腿部运动后,可用38~42℃的温热水浸泡双脚15~20分钟。泡脚后及时擦干,并注意脚部保暖。此法可进一步促进全身血液循环,放松身心,有助于改善睡眠。

二、脚趾操

1. 脚趾活动

(1)坐在直背椅上,双脚平放在地板上。

(2)脚后跟抬起,仅前脚掌和脚趾接触地面,保持5秒钟,然后放松。

(3)脚后跟继续抬起,仅脚拇趾和第2趾的末端接触地面,保持5秒钟,然后放松。

(4)脚趾向下滚动,直到每个脚趾的顶端都能轻轻触碰到地面,保持5秒钟,然后放松。

(5) 上述(2)(3)(4)的每个动作各重复 10 次,动作间可稍作休息。

此操作综合活动脚趾的各个关节,增强脚的灵活性。

2. 脚趾分开

(1) 坐在直背椅上,双脚平放在地板上。

(2) 尽量将所有脚趾分开,保持 5 秒钟。然后放松,恢复到起始状态。

(3) 重复 10 次。

(4) 为增加难度,可在脚趾上轻轻绑上一根有适当阻力的橡皮筋,然后重复上述分开动作。

此操作可锻炼脚趾外展肌群,改善脚趾排列。

3. 脚底筋膜与脚趾拉伸

(1) 坐在直背椅上,双脚平放在地板上。

(2) 将一只脚抬起,脚踝舒适地放在另一条大腿上。

(3) 用一只手稳定脚踝,另一只手抓住脚趾,缓慢地将脚趾向身体方向拉伸,直到感觉到脚底(特别是脚跟内侧)有明显的拉伸感。

(4) 保持拉伸 10 秒钟。在拉伸过程中,可用另一只手的拇指或指关节轻轻按摩足弓区域。

(5) 缓慢放松,让脚恢复到起始位置。

(6) 每只脚重复此动作 10 次。换另一只脚进行。

此操作有助于缓解脚底筋膜紧张,对于预防和辅助改善脚底筋膜炎有益。

4. 脚趾屈曲

(1) 坐在直背椅上,双脚平放在地板上。

(2) 在地板上放一条小毛巾或手帕,使其长边与身体平行,短边靠近脚。

(3) 用一只脚的脚趾尝试抓住毛巾的一端,随后通过脚趾的屈曲(弯曲)动作,慢慢将毛巾向自己的方向拉动。然后放松脚趾,将毛巾推回原位。确保动作平稳,避免突然发力。

(4) 每只脚重复此动作 5 次。换另一只脚进行。

(5) 为增加难度,可在毛巾的远端放置适量的小重物(如小水瓶)。

此动作可加强脚趾屈肌的力量。

5. 脚拇趾伸展

(1) 坐在直背椅上,双脚平放在地板上。

（2）将一只脚抬起，脚踝舒适地放在另一条大腿上。

（3）用手指轻轻地向上、向下及向左右两侧拉伸脚拇趾，使其与其他脚趾分离。每个方向的伸展保持 5 秒钟。

（4）每个方向重复拉伸 10 次。换另一只脚重复此过程。

确保脚拇趾无急性疼痛或不适后，方可进行此操作。它有助于提高脚拇趾的独立活动能力和灵活性。

6. 网球卷

（1）坐在直背椅上，赤脚（或穿薄袜），双脚平放在地板上。

（2）用脚掌踩住一个网球，通过前后、左右或画圈的方式，让球在脚底滚动，按摩整个脚底，特别是足弓和感觉紧张的区域。

（3）根据个人感受调整对球施加的压力。

（4）每只脚滚动按摩 2 分钟。

此操作可缓解足弓疼痛和脚底肌肉紧张，对脚底筋膜炎有辅助放松作用。

7. 跟腱拉伸

跟腱是连接小腿后侧肌肉（主要是腓肠肌与比目鱼肌）与跟骨的强韧肌腱。此动作操作方法如下。

（1）面向一面稳固的墙壁站立，双臂伸直，手掌平贴墙面以作支撑。

（2）将一只脚向后伸出，脚尖着地，膝盖伸直，另一条腿弯曲，膝盖靠墙。

（3）调整姿势，双脚脚跟平稳贴地。从臀部向前倾，感受跟腱和小腿肌肉的拉伸。

（4）根据个人情况调整姿势，保持脚跟稳固贴地，感受拉伸。

（5）保持此拉伸姿势 30 秒钟，期间保持均匀呼吸。重复 3 次。

此动作可有效提升跟腱和小腿后侧肌群的柔韧性和延展性，辅助预防和缓解与跟腱紧张相关的运动损伤或不适，如跟腱炎、小腿抽筋等。

三、强健脚踝操

1. 单脚踏球

自然站立，保持身体挺直。将一只脚（如右脚）平稳地踩在地面上，作为支撑脚；另一只脚（如左脚）的脚掌轻踩在一个大小适中、质地偏硬的圆球上。双手可轻轻扶住稳固的墙或椅子以辅助保持平衡。用踩球脚（左脚）的脚掌施加适度压力，驱动圆球在脚底下来回滚动。每只脚滚动圆球 30～60 秒钟，或来回滚动

15~20 次。左右脚交替进行,各完成 2~3 组。

此动作不仅可以增强脚踝力量,还能按摩脚底筋膜和肌肉,刺激脚底穴位,缓解脚部疲劳。要注意防止脚踝扭伤。

2. 提跟下蹲

双脚分开与髋同宽或略宽,脚趾朝向正前方。尝试将脚趾在地面上尽量向两侧展开,呈扇形。身体放松。之后,缓慢向上提起双脚脚跟,将身体重心逐渐转移到前脚掌和脚趾上。保持身体平衡,然后臀部缓慢向后、向下坐,尽量使臀部靠近脚跟。下蹲过程中,膝盖同步向前、向下弯曲,避免压迫。双手向前平举至与肩同高,以辅助身体保持平衡。在保持此姿势片刻后,利用脚趾、前脚掌和腿部力量,缓慢而平稳地站起,恢复至正常体位。在整个过程中,保持呼吸顺畅,意识集中于身体的动作和感受。

此动作可显著增强脚踝、脚趾和小腿肌肉的力量与稳定性,提升身体的平衡能力和协调性,增加踝关节和膝关节的活动度。

3. 单脚前蹬

站立位,脚尖朝向正前方。双手抱头,一条腿向侧前方抬起,用力侧蹬,然后放回地面。注意慢落慢起。每条腿重复 10~15 次为一组,左右腿交替进行。

4. 单脚拉伸

将弹力带的一端固定在一个稳定的物体上(如桌腿、床脚)。坐在椅子上或地上,将弹力带的另一端套在练习脚的前脚掌上。做脚向身体前方伸展然后拉回或左右摆动的抗阻训练。左右脚交替进行,建议每组 15~20 次,重复 3~4 组,或直至感到目标肌肉有适度的疲劳感。这个动作可针对性地强化脚踝周围的关键肌群(胫前肌、腓骨长肌和腓骨短肌、胫后肌等)和小腿肌肉。

5. 提踵运动

(1) 站在任何一级安全的台阶边缘。确保台阶不会太高,要离地面很近。

(2) 缓慢向上提起双脚脚跟,将身体重心转移到前脚掌和脚趾上,尽量将脚跟提到最高点。

(3) 在最高点保持 1~2 秒,感受小腿后侧肌肉(腓肠肌和比目鱼肌)的收缩。

(4) 然后缓慢且有控制地将脚跟放回地面。

如果想增加难度,还可以手握哑铃以增加负重。建议每组 15~20 次,重复 3~4 组,或者直至小腿肌肉有明显的疲劳感。此运动有利于缓解痔疮脱垂、子宫下垂、湿滞筋脉、跟腱炎、腓肠肌痉挛等。

第六章

肢端推拿的患者
反馈与展望

在繁忙的现代生活中,身心疲惫与压力累积已成为许多人的共同困扰。肢端推拿,作为一种源远流长且行之有效的传统疗法,凭借其独特的手法与显著的疗效,为众多患者带来了身体的积极转变与内心的舒缓愉悦。本章将聚焦于患者在接受肢端推拿后的具体身体反应与改善情况,并通过一系列真实的患者故事,生动展现其带来的深远影响,让读者深刻感悟肢端推拿的独特价值。最后,我们还将共同探讨与展望肢端推拿在现代健康领域中的发展前景与潜力。

第一节　肢端推拿的患者故事

一、肢端推拿在慢性疾病调理中的应用

2022 年 9 月 3 日,一位高龄脑出血患者在家属的陪同下慕名来到强华医师工作室寻求医治。该患者有多年高血压、糖尿病病史,且控制效果逐渐减弱。此前,患者已两次经历脑梗死,并于 2022 年 8 月遭遇脑出血。

为治疗脑出血后遗症,该患者在上海多家医院的专家门诊就医,尝试多种治疗方法。除了药物治疗,患者发现物理治疗和康复训练也至关重要,尽管效果因人而异。患者的腿脚功能受限,表现为行走不稳、腿部酸痛及头晕,这些症状严重影响了其日常生活。脑出血初期,患者更出现平衡障碍和步态异常,行走易前倾,跌倒风险高。为此,患者女儿前往照顾,确保安全。

经熟人推荐,他们找到强华医师。强华医师通过专业的诊断,开始对患者进行系统的肢端推拿调理,以改善其脑出血后遗症,并结合患者的整体情况(包括高血压、糖尿病问题),为其制订了长期的健康管理计划。

2022 年 9 月 3 日至 2023 年春节后,患者共接受了 6 次调理。

首次调理后,患者行走的稳定性提升,前倾减少,头晕等脑出血后遗症症状减轻。两周后,患者情绪明显改善,更加积极乐观。

在后续的调理中,患者提及的膝盖错位所带来的不适和活动受限得到了有效改善,头晕等症状也得到了显著缓解,且至今情况稳定。在第5次调理后,患者的腰疼症状明显减轻,之后未再出现严重腰疼。后因新型冠状病毒感染影响,调理暂停,但患者状态持续良好。在强华医师的持续监测和建议下,患者的血压和血糖值一直稳定在正常范围内。之后,根据强华医师的建议,患者调整了高血压和糖尿病的药物治疗方案。

2023年春节前后,患者感到双脚无力,需拄拐杖行走,步履变慢。患者进行了第6次调理。这次调理后,患者的双脚力量明显增强,步态稳健,行走时步伐加大。患者生活动力增强,能主动到较远的菜市场买菜,并开始重新练字。

在此之前,患者对非三甲医院的专家持怀疑态度,对推拿疗法存在误解,认为其作用有限,且担忧其风险。他将自己的好转归因于多走路锻炼。因此,每次就医都需家属劝说。然而,随着调理的深入,患者逐渐体会到推拿的益处,身体状况持续好转,精神焕发。他开始与老友相约,尝试以往无力参与的活动,晚年生活质量显著提升。

二、肢端推拿辅助肺癌淋巴转移患者的康复

2021年夏天,一位六十多岁的女性患者确诊为肺癌伴淋巴结转移,因病情已不适合手术,开始接受靶向药物治疗。但靶向药物的不良反应对她的身体状况造成一定影响。同年8月,患者开始接受强华医师的肢端推拿作为辅助治疗,每周一次,持续至2022年3月。初次推拿时,强华医师评估发现患者手指、脚趾冰凉僵硬,皮肤粗糙。经手脚推拿后,患者的手脚温度回升,胸闷气短症状减轻。背部推拿后,患者背部和胸部舒适度增加,精神状态有所改善,如说话声音洪亮,面色红润。第二次推拿后,患者小腿肌肉酸胀感减轻。之后,患者的睡眠质量也得到改善,无需依赖安眠药即可入睡。第三次推拿主要针对患者双手及上肢经络进行,并配合颈部和胸部推拿,约20分钟后,患者胃肠蠕动增强,开始排气。第四次推拿以脚部为主,按摩脚背及脚趾后,患者腹部肌肉放松,紧绷感缓解。强华医师在推拿过程中也注意患者的心理疏导。经过8个月的辅助治疗,在持续靶向药物治疗期间,患者肺癌病灶从 22 mm×27 mm 缩小到 15 mm×12 mm,生活质量得到改善,靶向药物的部分不良反应(如疼痛、焦虑和肌肉紧张

等)也得到一定缓解。

三、肢端推拿辅助剖宫产后身体恢复

强华医师接诊了一位 9 年内通过剖宫产生育三胎的患者。由于多次剖宫产和生育,患者出现持续性精力不足、头疼失眠、焦虑、肩膀酸痛、手臂疼痛、后背疼痛、下肢无力等症状。在其他治疗的基础上,患者接受了肢端推拿作为辅助调理。强华医师按照一定顺序对患者的脚部、手部和头部进行了系统的肢端推拿。经过三次肢端推拿,患者的头疼、肩膀酸痛、手臂疼痛、后背疼痛及畏寒等症状有所缓解。调理前,患者的肩部常感到麻木和寒冷,甚至在盖被子和穿衣服时也无法缓解。针对这些症状,强华医师对患者的手指进行了重点推拿。推拿后,患者肩部感觉较为舒适。经过多次调理,患者的肩部麻木和寒冷症状明显缓解,抱孩子时肩膀疼痛减轻,时间也更持久。

患者还反映腰部感到明显的酸痛和僵硬。针对这一问题,强华医师对患者的脚趾和脚后跟区域进行了推拿。推拿后,患者自述腰部酸痛和僵硬症状有所缓解,身体感觉较为温暖,腹部较为柔软。患者对脚趾的推拿感受深刻。虽然过程中患者感到疼痛,但随后感觉脚底先发冷后发热。随着推拿的重复进行,患者自述小腿开始发热,这可能与局部血液循环改善有关。在第四次和第五次推拿后,患者自述整个身体变得更加轻盈。她感觉腰腹和腿部症状均有所改善,晚上更容易入睡,睡眠时间有所延长,焦虑的情绪也有所缓解。患者表示,通过调理,她对身体恢复更有信心了。

第二节　肢端推拿的常见治疗体感

在接受肢端推拿治疗后,多数患者首先会体验到全身性的放松感。治疗过程中,个体可能经历多种不同的身体感受,常见的包括:温热感(热)、发凉感(冷)、麻胀感(麻)、局部出汗,或轻微的针刺样感觉等。这些感受的出现与否、种类及强度,均因患者的个体体质、当前健康状况及对刺激的敏感度而异。

需要强调的是,感受的强烈程度与疾病恢复的速度并非绝对的直接正相关。然而,在某些情况下,清晰的身体感受(如温热感或麻胀感的传导)可能是经络气血流通得到改善的积极信号。

虽然有人感觉不灵敏,在治疗初期没太大感觉,但随着治疗次数的增加,患

者的感觉也会有所变化，或者症状会有明显改善。这种情况非常正常，也是患者身体逐步调整和恢复的外在表现。

一、发冷或畏寒感

中医外治法（如肢端推拿）通过特定的手法作用于人体的经络和穴位，旨在疏通经络、调和气血阴阳、扶助人体正气。当正气得到激发后，身体机能增强，有助于将体内潜藏的寒邪、湿邪等病理产物或外感邪气向外排出，或减轻其对机体的不良影响。

二、发热

在正常生理状态下，机体通过气机升降、营卫循行的精密调控，维持气血运行的动态平衡。肢端推拿通过对特定经络、穴位及相关软组织的物理刺激，能够有效促进局部乃至全身的血液循环，加速新陈代谢。在接受推拿后，被施术的肢体末端或相关区域（如手、脚、肘、膝等关节及其周围）常常会首先出现温热感。同时，部分患者在推拿后可能会体验到全身性的轻微发热感，甚至体温有小幅度的生理性升高。但并非所有人都会出现明显的发热症状，这取决于患者的体质差异、推拿的手法及推拿的持续时间等多种因素。

三、冷热交替

在肢端推拿的治疗过程中，部分患者可能会体验到冷感与热感交替出现的现象。这通常反映了机体内正邪相争的复杂动态调整过程：当正气与邪气斗争加剧，阳气在抗邪过程中呈现阶段性的盛衰消长，便可能导致冷感与热感交替出现。此过程并非简单的线性转化过程，而是受患者体质、病情、推拿手法及治疗时间等多种因素影响的动态变化过程。肢端推拿通过促进气血流通、改善血液循环，有助于缓解寒邪束表或内伏的状态，从而促进寒邪外达、正气恢复。

四、发痒

肢端推拿可促进血液循环，增强气血流通。当周身腠理（皮肤的纹理和毛孔）因体内气血流通的增强而适度发汗，体内长期积聚的风、寒、湿等邪气得以通过汗液等方式排出体外。在此过程中，患者可能出现局部或全身发痒，这多是邪气外排时对皮肤的刺激反应或气血流通的正常生理反应，也可能与皮肤敏感有关。

五、发麻

人体末梢神经的功能易受末端微循环障碍（导致血液供应不足）影响，进而可能出现感觉迟钝或发麻。此影响程度因年龄、体质、疾病状态等个体差异而不同。对肢端部位进行推拿后，由于局部血液与淋巴循环改善、肌肉紧张缓解及炎症减轻等综合效应，末梢神经得以获得更充足的营养与氧气供应，从而促进神经功能恢复。因此，在此恢复过程中，患者有时会体验到局部发麻、刺痛或蚁行感等暂时性感觉变化，这通常是神经末梢因血供改善而逐渐恢复功能，或受到推拿良性刺激的正常生理反应。

六、头晕

人体的末梢部位与大脑通过复杂的神经系统紧密相连。对末梢部位进行手法刺激后，局部微循环迅速改善，末梢神经的兴奋性也可能发生变化。这种末梢生理状态的快速调整，有时会通过神经反射或体液调节机制，暂时性地影响大脑的血液供应自我调节平衡或前庭等中枢功能，从而可能导致部分患者出现短暂头晕。这通常是身体正在适应这些积极生理变化（如血流模式改变、神经信号传入变化）的正常反应，但其具体机制可能涉及多种因素的综合作用。

七、患者自感身体局部轻松或感知减弱

人体在正常状态下能够清晰地感知身体各部位的存在，而病变或损伤时的疼痛、不适感常会增强人体对该部位的关注。当对末梢部位进行手法刺激时，通过促进局部血液循环、缓解肌肉紧张等方式，可改善该区域的生理状态，使人体验到明显的轻松与舒适。在此过程中，患者因局部紧张缓解及生理功能改善（如气血流通更为顺畅），会感到该部位更为放松自在。在少数情况下，患者可能因深度放松或特殊心理状态，出现局部感知减弱或异常的感知体验，但这并非普遍现象。

第三节　肢端推拿的未来应用展望

我国对传统中医药的发展高度重视，并将其纳入国家中医药发展战略。推拿作为中医非药物治疗方法的重要组成部分，也受到了政策的重点关注和扶持。

随着《中华人民共和国中医药法》、推拿行业规范等相关政策的进一步细化和落实，推拿行业将迎来更加规范和有序的发展环境，并向更加专业化和规模化的方向发展，同时也为创业者提供了更加广阔的发展空间。

一、技术融合与创新

随着科技的进步，肢端推拿疗法将通过创新疗法和技术来扩展其应用领域，实现更精准的治疗和更个性化的服务。例如，结合先进的推拿器械开发新的非侵入性治疗手段；生物传感技术可用于监测人体表面及某些非侵入性可监测的内部生理参数，将生物传感技术与肢端推拿相结合，能更好地评估治疗效果和患者的治疗反应，从而制订个性化的治疗方案。神经调控技术包括经颅磁刺激、经皮电刺激等，这些技术可以与推拿疗法相结合，通过精准调控神经系统，进一步拓展肢端推拿治疗的应用范围。未来的创新疗法与技术也将为肢端推拿带来更多可能性，提升其在传统医疗体系中的地位和作用。

二、市场需求增长

随着人们对健康的重视程度日益提高，特别是在老龄化社会背景下，肢端推拿作为一种安全、有效的非药物疗法，将受到更多人的青睐。特别是在康复医学、疼痛管理及促进身心健康的领域，肢端推拿将发挥重要的作用。

除了传统的医疗机构和养生会所外，肢端推拿还可进一步拓展其服务领域。例如，在养老院、社区健康中心等机构中开展肢端推拿服务，为老年人提供更加丰富多彩的中医康复服务；在健身房、SPA 中心等场所引入肢端推拿项目，为消费者提供更加全方位的健康养生选择。此外，还可以通过互联网平台开展线上肢端推拿教学和服务等。这些多元化服务领域的拓展将为肢端推拿行业带来更多的发展机遇和市场空间。

三、行业规范与标准化

随着市场的扩大，肢端推拿行业的规范和标准化建设将成为其发展的关键。通过制定统一的行业标准和规范，可以有效提升肢端推拿服务的质量和安全水平。同时，加强从业人员的专业技能培训、职业道德教育及服务质量管理，将显著提高整个行业的专业水平和服务质量，也将为肢端推拿行业的长远发展奠定坚实的基础。

四、与其他疗法的结合

肢端推拿不仅可以单独使用,还可以与康复训练、音乐疗法、心理治疗等疗法相结合,以便形成更完善的治疗体系。这种结合可以针对特定的健康问题提供更全面、更个性化的解决方案,从而增强治疗效果,提升患者的整体健康水平。

五、面临的挑战与机遇

尽管肢端推拿有广阔的发展前景,但仍面临一些挑战,如专业人才短缺、操作规范有待完善等。同时,随着全社会对绿色疗法认可度的提升,肢端推拿也迎来了更多发展机遇。

综上所述,肢端推拿的未来发展充满机遇,但需要行业内外共同努力,以应对挑战,推动该领域持续健康发展。

参考文献

[1] 于天源,韩丽娟,李玉环,等.按动脉法肢端效应的研究[J].北京中医药大学学报,2007,30(10):698-699.

[2] 张扬.肢端推拿技术治疗颈型颈椎病临床研究[J].影像研究与医学应用,2018,2(23):206-207.

[3] 龚政,唐晔.肢端推拿治疗腰椎间盘突出症30例[J].中国民族民间医药,2017,26(16):85-87.

[4] 曹银燕,莫苏金,孙伟华,等.肢端推拿术中疏调五经的介绍及对头痛的即刻效应观察[C]//2017国际数字医学会数字中医药分会论文集,2017:927-928.

[5] 王雄将,唐宏亮,卢栋明,等.中医保健推拿疗法干预东盟青年亚健康状态的临床研究[J].按摩与康复医学,2020,11(20):26-28.

[6] 卢栋明,杨鹏,唐宏亮,等.枢经推拿调治疲劳型亚健康的临床疗效观察[J].大众科技,2019,21(9):57-59.

[7] 李庆兵,何成奇,徐尧,等.循膀胱经推拿对亚健康人群血液流变学指标的影响[J].陕西中医药大学学报,2018,41(4):85-87.

[8] 凌春燕,雷龙鸣.自我养生保健推拿在疲劳型亚健康状态调治中的应用效果观察[J].世界最新医学信息文摘,2019,19(86):203,206.

附 录

附录1 肢端推拿的发展简史和理论基础

一、肢端推拿的发展简史

通过对众多文献的整理研究,人们发现肢端推拿起源于中国,其理论萌芽于先秦时期(如《黄帝内经》确立经络调控基础),技术发展于魏晋至唐代(如《肘后备急方》《千金方》记载手法应用),学科体系完善于20世纪中叶(如现代推拿教材体系建立),至今仍在临床广泛应用。古代医家通过在日常生活及医疗实践中不断探索,发现对肢端(尤其是手部和脚部)进行按摩可祛病强身,并总结出手部和脚部保健按摩的基本理论(如道家的"形神同调"思想)。随着这种按摩技艺在现代医学体系中的发展,其理论基础逐渐融合了神经反射学及生物全息学,肢端保健按摩的部位和操作手法也更加系统化。

(一) 肢端推拿的起源

数千年以前,在我国就已经有人用手部、脚部和头面部等肢体末端部位的按摩来治愈相关疾病的记载。

战国秦汉时期,肢端推拿理论体系初步形成。《五十二病方》中记载了多种按摩手法,如"按摩""按跷"等用于治疗外伤、疼痛等疾病。《黄帝内经》则确立了"寒头暖足"的阴阳调理原则(《素问·刺禁论》)。经过长期反复实践,人们摸索并积累了更多的手法,到东汉,《引书》系统记录了手足导引术式,为肢端推拿奠定了实践的基础。

上述资料都证实了至少早在战国时期,人们已将推拿疗法运用于临床治疗疾病和保健养生。由此可见,推拿在中医疗法中有着悠久的历史。早在远古时代,在没有药物与针灸治疗的情况下,患者只能通过用双手在患处按压、抚摸来减轻痛苦。经过长期反复实践,人们摸索并积累了更多的手法,逐渐形成了一套古老的按摩疗法。

（二）肢端推拿的古代发展

据《汉书·艺文志》记载，汉代曾存在《黄帝岐伯按摩十卷》（今已亡佚），但其归类于神仙养生范畴。现存最早的推拿论述见于《黄帝内经》（如《灵枢·病传》所述按跷法），表明先秦至汉代的推拿疗法仍隶属于外治技术体系，尚未形成独立的学科架构。

魏晋南北朝时期，肢端推拿在医疗界中逐渐发展起来，与道家玄学的兴起密切相关。《肘后备急方》明确记载了运用"爪压心窝"法治疗卒心痛（卷1），《养性延命录》则系统论述了手脚导引术式。上述文献记载的内容都表明了在魏晋南北朝时期，肢端推拿主要应用于急症痛症（如卒心痛、头痛）。

隋唐时期肢端推拿手法趋于系统化，《诸病源候论》载"摩腹绕脐"法调理脏腑，《千金要方》首创"老子按摩法"包含手脚推拿术式（如"拓石法"刺激掌心）。此时推拿明确分为医疗（治跌扑损伤）与养生（调和气血）两大体系，《外台秘要》更将脚部按摩列为"脚气病"外治法之一。

唐代孙思邈《备急千金要方·养性》载按摩足三里穴"疗五劳七伤"，强调其补虚强身之效。此外，一些文献中还介绍了通过按摩特定部位来延年益寿的方法。

到了宋金元时期，肢端推拿在医疗界中发挥着越来越重要的作用，也越来越为人们所接受，陆游"病减停医试按摩"等诗句（《剑南诗稿》卷68）侧面反映了推拿在宋代的民间认知度。此时期肢端推拿进一步融入临床实践，《圣济总录·治法门》首载"手法治百病"专论，明确提挈手脚的按摩术式；张从正《儒门事亲》将按摩列为汗法辅助手段（卷2）。此时期的特色在于涌泉穴按摩从道家养生（《云笈七签》）转为医疗应用，如《医说》载擦脚心治头眩；手脚局部推拿与脏腑辨证结合，如《卫生宝鉴》以揉掌心配合理气方药。

明代的肢端推拿继隋唐宋金元之后又有了进一步的发展，只不过此时更偏重养生保健领域。《针灸大成·卷十》中详细记载了足三里穴按摩"补虚损，健脾胃"；《普济方·按摩门》则辑录了搓涌泉穴、捻十指等手脚推拿术式。养生典籍如《修真秘要》倡导擦脚心补肾法，但专业医疗应用仍集中于骨伤科（《金疮秘传禁方》载脚部按揉治跌扑）。

由于明代隆庆五年按摩科被政府取消，清代肢端推拿的临床治疗也受到影响，临床重点转向骨伤与小儿科。《厘正按摩要术·卷一》记载"推拿古曰按摩，北人常用……南人专治小儿"，标志小儿推拿体系成熟；在养生领域，肢端推拿则承袭道家传统,《石室秘录》中提倡擦脚心法。《秘传推拿妙诀》《小儿推拿辑要》等专著系统规范了手脚穴位操作,如推脾经、揉涌泉穴等术式治疗儿科疾病。

(三) 肢端推拿的现代发展

肢端推拿自隋唐时期发展至高峰后,历经变迁,在清朝后期因封建意识禁锢与社会移风易俗的影响,逐渐被排斥于正统医学之外,淡出了医学历史的主舞台,主要在民间和局部地区流传。

近年来,肢端推拿疗法随着理论研究和临床实践的不断深入,除传统治疗区域外,还拓展了新的辅助治疗区域。随着对人体生命信息的更多了解,人们对治疗疾病方法的认识也有了新的见解,从而使施术部位有了很大的改变,先后出现了脚部按摩术、耳部全息治疗、第二掌骨治疗法等。20世纪末,上海高桥石化公司化工厂医师钱震华对传统肢端推拿术进行了创新和发展,其医术和事迹曾被《解放日报》《文汇报》《新民晚报》《齐鲁晚报》《大众卫生报》等媒体报道。弟子强华为视障者,毕业于北京联合大学,曾在全国视障者推拿大赛中多次获得大奖,进一步推动了肢端推拿的发展。

钱震华创新和发展的肢端推拿术,经强华传承,既保留了传统肢端推拿的治病机制,又在现代西医学的视角下进行了创新,展现了其科学性和实用性,在一定程度上弥补了传统中医推拿对人体内系统性疾病治疗的不足,并有可能大大缩短治疗时间。其发展创新点主要体现在跨越中、西、道这三家医学学说的融合上。

1. 中医经络学的扩充

中医理论认为,经络是运行气血、联系脏腑与体表及全身各部位的通道,构成人体功能的调控系统。十二正经起止于四肢末端与头面躯干,形成循环通路;奇经八脉则调节十二经气血。经络主要包括十二正经及奇经八脉等,其中十二正经主要联系脏腑,奇经八脉则具有调节气血、统摄经脉的作用。十二正经与奇经八脉在头面、手、脚等部位交会,如头部为手三阳经止点与足三阳经起点,腹部为足三阴经上行汇聚处。经络气血运行受阻时,这些交会部位易出现瘀滞,成为疾病发生的重要节点。

2. 经筋组织学的引申

经筋是维系骨节运动的筋膜肌腱系统。一旦受创或慢性劳损,经筋可能出现挛缩、扭转或失衡,引发筋膜紧张、粘连等病理变化,阻碍气血运行,导致局部疼痛及功能障碍。人体内许多疼痛性疾病的发生,常与经筋组织的紧张、失衡有关,但需结合其他病理因素综合分析。由于身体末端是经筋密集的部位,松解手、脚及头面部的经筋可调节局部气血,缓解经筋拘急所致痛症。

3. 气血运行学的演绎

中医认为,气与血是维持生命活动的核心物质。气由先天之精、水谷精微及自然清气所化,主司温煦推动;血由水谷精微营气化赤而成,主司濡养脏腑。气属阳,血属阴,具有互根互用的关系(根据中医学阴阳五行的理论)。"气主煦之,血主濡之"(气对身体具有温煦的作用,血对身体具有濡养的作用)(《难经·二十二难》)。"气为血之帅,血为气之母",气是血液生成和运行的动力,血是气的化生基础和载体。通过适当的手法刺激人体的特定部位,如头面部、双手及双脚等,可以促进气血的运行和调和(见附图 1-1)。

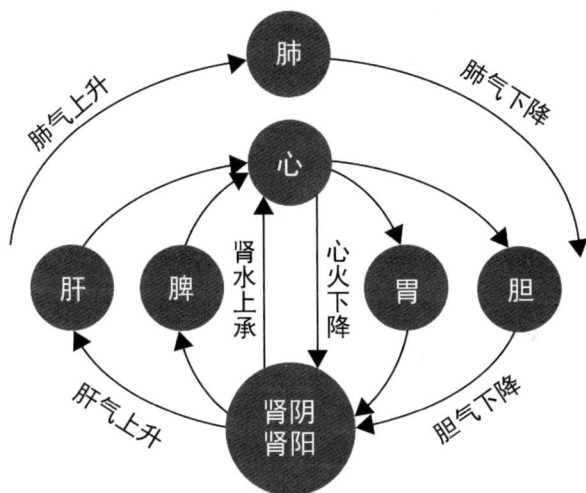

附图 1-1　气血运行

4. 五行生克论的启迪

肢端推拿的操作部位主要集中在身体末端部位如手指、脚趾及头面部等,这些部位布满了经络和穴位,这些经络和穴位与人体的脏腑器官紧密相连。中医理论认为,肝主筋,肝、胆属木,而心脏和小肠属火。根据五行理论"木生火"的相生关系,通过特定手法刺激手脚末端的穴位,可以促进气血的运行和调和。气血的运行得到改善,有助于增强心脏及各内脏组织器官的功能。这种方法的调理,能够使心脏等组织器官在较短时间内得到很好的恢复和加强(见附图 1-2)。

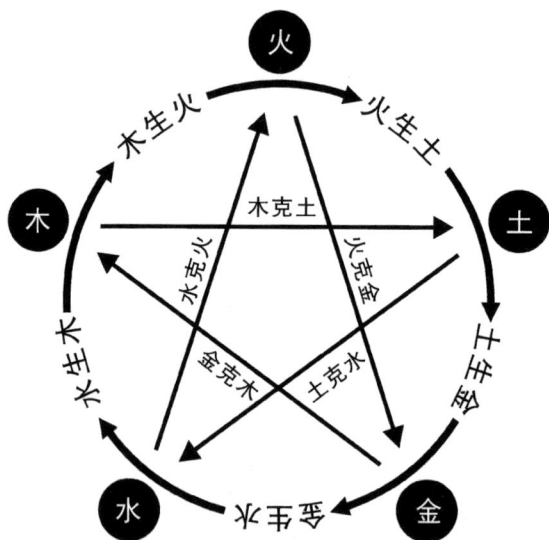

附图1-2 五行相生相克图

5. 河图洛书理论的灵感

肢端推拿的旋转手法遵循中医补泻理论。在中医补泻手法之中,旋转方向(如顺经左转或逆经右转)决定其补泻倾向,直推法则需结合向心/离心操作。因此,肢端推拿的手法旨在通过调节经气运行实现补虚泻实,阴阳平衡、气血调和则有益健康。

6. "解表"和"固表"原理

"解表",就是通过刺激使皮肤毛孔开泄,促进汗液排出,实症多解表。而"固表",则是通过相应手法使毛孔闭合,防止外邪入侵并减少汗液过度排出,虚症多固表。现代社会多数人体内寒湿过重、腠理闭塞,通过肢端推拿,可以使腠理开泄、汗出,促使邪气外出,以达到解表的目的。同时,在需要时也可运用特定手法实现固表,防止汗液过多流失。肢端推拿能灵活运用"解表"与"固表"两种方法,从而实现驱邪外出、辛温辛凉发汗、助阳发汗、表里双解等多种作用。

7. 身体之门学说的启发

中医理论认为,疾病是由体内正气不足,外邪(如风气、寒气、湿气)入侵所致。这些外邪入侵身体后,可能引发各种疾病。肢端推拿通过按摩患者的双手指或者双脚趾,促进手指或脚趾部位的血液循环,刺激神经末梢,促进其功能,从而促进体内气血运行,为阴寒湿邪之气的排出创造有利条件。当这些阴寒湿邪之气通过身体末端(如手指、脚趾)逐渐排出体外时,身体方能趋向康复。

8. 四逆汤的启示

四逆汤是中医(《伤寒论》)经典方剂,由附子、干姜、炙甘草三味药组成。本方治疗寒邪深入少阴所致的寒厥证,证见四肢厥逆、恶寒蜷卧、下利清谷、脉微细等。肢端推拿主要通过刺激患者的四肢末端及头面部位,促进局部气血运行,可辅助改善末梢寒凉症状。

二、肢端推拿的理论依据

肢端推拿不仅可以起到预防、治疗疾病的作用,还可以起到自我保健养生的效果,这已经在临床实践中得到了一定的验证。目前,不少学者对此进行了深入研究,提出了各自的理论观点和假说。

1. 中医经络学说

中医经络理论是中医学基础理论之一,是古代医家经过数千年的按摩、针灸等医疗实践探索,逐步积累、总结并完善而形成的重要理论,是中华民族在医学领域的智慧和心血的结晶,对指导肢端推拿具有特别重要的意义。《黄帝内经·灵枢·经脉》中有记载:"经脉者,所以能决生死、处百病、调虚实,不可不通。"这表明了经络系统在防治疾病方面的重要性。经脉的循行、脏腑功能、阴阳、气血均同脚部有着千丝万缕的关系。人体的十二正经和奇经八脉中,有六条正经起始或终止于脚部。中医学认为"经脉所过,主治所及""腧穴所在,主治所在"。经络系统本身已贯通周身,并与人体的重要脏腑有密切联系。当用手法进行肢端推拿,刺激肢端相应的经络及腧穴时,可使患者局部产生酸、麻、胀、痛等感觉,即可通过经络的运行气血、协调阴阳的作用来调整脏腑的虚实,以达到扶正祛邪、治病防病的目的。

这种通过刺激肢端局部达到调治全身疾病的方法正是中医学中整体观念的一种体现,也是肢端推拿可以起到预防、辅助治疗疾病及养生保健的一种理论源泉。

2. 神经反射学说

现代医学认为,肢端推拿之所以能够发挥防治疾病的效果,主要是通过刺激末梢神经引发躯体-内脏反射,可辅助改善器官功能障碍,其核心机制与神经反射调节密切相关。人体肢端分布密集的末梢神经,这些末梢神经起到感受器的作用,当它们受到刺激时,就会触发神经反射。美国学者威廉·菲兹杰拉德于

1917 年在《区带疗法》(*Zone Therapy*)一书中首次系统提出体表纵向分区的反射理论,建立了人体十区带对应模型,为现代反射疗法奠定了解剖学基础。以脚部为例,脚部存在与脏腑相关的经验性反射区,德国学者玛鲁卡多等通过临床实践完善了脚部反射区图谱。当脏腑功能失调时,相应反射区可能出现触感异常(需结合医学检查鉴别);刺激反射区则可通过神经-内分泌-免疫网络调节对应脏腑功能。

肢端推拿通过刺激末梢神经,激活神经反射与体液调节通路,促进效应器功能,从而调节组织器官活动,达到防治疾病的目的。

3. 血液循环学说

心主血脉,是指心脏的搏动推动血液在全身血管中运行,发挥营养和滋润的作用。现代医学研究证实,人体肢端,如脚部,分布着众多血管。肢端推拿对血液循环有两大益处。其一,肢端推拿可促进全身血液循环,减少心脏射血阻力。在肢端给予刺激,能激发肢端血管的活性,进而促进全身的血液循环,减轻心脏负担。其二,肢端推拿有助于改善微循环功能,对维护健康有积极作用。微循环是指微动脉和微静脉之间的血液循环,负责血液和组织液之间的物质交换。现代医学证明,微循环的功能与人体健康密切相关,是反映人体健康状态的重要标志。肢端推拿通过按揉肢体末梢,扩张毛细血管、改善血流状态,促进物质交换,从而提高人体免疫能力,促进身体康复。

4. 氧自由基清除机制

该机制由桂寿清、董加喜、张昌龙等学者研究发展。实验及临床研究表明:肢端推拿可提高超氧化物歧化酶、谷胱甘肽过氧化物酶的活性,加速氧自由基清除,减轻其对细胞的损害,促进组织修复及免疫功能。肢端推拿通过改善局部微循环和代谢,有助于消散皮下异常沉积物;同时推拿刺激可促使毛细血管扩张、淋巴回流加速,使代谢产物进入循环并经肾脏排出。

其他学说如内源性药物因子假说、心理调节理论等,也从不同角度阐释了肢端推拿的可能作用机制。肢端推拿的具体理论依据尚需进一步深入研究。

附录 2　媒体报道之一:《肢端有奥秘　推拿出奇葩》①
——钱震华与强华推拿创新纪实

回顾传统中医发展的过程,在各种疗法中,推拿的历史最为久远。《史记·扁鹊仓公列传》记载:"上古之时,医有俞跗,治病不以汤液醴酒、砭石、跷引、案杌、毒熨,一拨见病之应。"其中"案杌"就是指按摩,明代以后也称为"推拿"。早期推拿的部位以不适区为主,随着中医理论的发展,推拿也与中医治则相结合,由此逐渐发展出不适区以外的辅助治疗区域。随着中医理论和实践经验的不断丰富,以及人们对人体生命活动规律认识的逐步深入,治疗方法日益多样化,施术部位也更加广泛,如足部按摩、耳部诊疗以及掌骨疗法等。20 世纪末,上海高桥石化公司化工厂医师钱震华在中医传统推拿的基础上,探索和发展了肢端推拿疗法。他的医术和事迹在 20 世纪 90 年代曾被《解放日报》《文汇报》《新民晚报》《大众卫生报》《齐鲁晚报》等报刊杂志报道。他的弟子、毕业于北京联合大学的强华进一步发展了肢端推拿。

勇在创新

钱震华开展肢端推拿的临床实践,源于他在诊治中遇到许多患有肩周炎、急性腰扭伤、膝关节劳损等疾病的患者。为了治疗需要,患者需要经常变换体位,可是这些患者动一动就疼痛异常,钱震华想到了小儿推拿术。小儿推拿中有五经穴等特定穴位,可用于调理脏腑。他想在成人身上是否也存在类似的反应区域,也可以通过刺激这些区域达到治疗目的呢? 如果存在这样的治疗区域,不就可以避免患者在床上翻动和直接按压患处的痛苦了吗?

由此,钱震华首先在自己身上做实验,尝试刺激不同的指(趾)头和指(趾)关节,接着又找了些患者进行实践,观察肢端按摩对患者的影响,逐渐总结出一套肢端推拿方法。

1987 年,钱震华被单位选送到全国推拿医师学习班深造。在研究中医"上病下治,下病上治,远端取穴"的理论的同时,他又学习了国外全息生物学的学说,通过对患者施以按、揉、推、擦等手法,使肢端部的微循环得到改善,经络的气

---

① 修改自:李禾禾.肢端有奥秘　推拿出奇葩[N].上海中医药报,2023 - 06 - 02.

血运行得到调整。南京市京剧团著名武生周洪武在演出中不慎跌倒,膝关节受伤,钱震华施以肢端推拿45分钟,使他站起来了,第二天就重登舞台进行表演。因腰伤复发无法演出的上海昆剧团一级演员岳美缇也是肢端推拿使她能按期赴港参加回归演出。演员单仰萍、尹桂芳、李炳淑、汪正华、齐淑芳、马莉莉、张幼麟等也曾在躯体受伤或突然失声时,由于及时得到肢端推拿治疗而没有耽误演出。山东著名演员王玉梅至今还记得她在上海拍摄电影《儿女情长》时,钱医师不仅上门为她推拿疗伤,还与她一起赴山东治好了其老伴的中风后遗症。

1991年秋,钱震华到厦门鼓浪屿疗养,遇到一位妇女患有严重的腰病,以致直不起腰。钱震华搬来一张椅子,让她将腿搁在上面,从手指、脚趾一路进行推拿。做了20分钟后,这位妇女能站起来了,推拿40分钟后,这位妇女已经能够弯腰了。

一位曾患小儿麻痹症的患者,在与邻居口角中被对方击伤头部,颅骨破裂。虽经全力抢救,但该患者仅存一丝气息,连家人都放弃了对他的治疗。钱震华坚持为他进行了5个月的推拿调理,患者不仅恢复了视力,双脚有了知觉,自己可以吃饭走路,还能够上班。钱震华还尝试以指代针治疗,解决了一些患者对针刺有恐惧感的问题。在冬天患者着装厚实,要暴露身上的针刺部位也不是很方便,于是他逐渐舍去针灸,以指代针,同样取得很好的效果。钱震华借鉴微循环理论,将揉、推、擦、扳、梳理等手法组合运用,作用于人体特定部位,以取得最佳的治疗效果。他也运用肢端推拿手法作用于脚部各操作区域,如脚趾底面等,并配合伸拉推拿治疗,对不孕症、心肌梗死、哮喘、肩周炎、腰椎间盘突出症、颈椎病、急性腰扭伤、急性踝关节扭伤、足跟痛、中风后遗症、失声、坐骨神经痛等病症有一定程度的缓解。

发扬光大

强华于2006年师承钱震华学习肢端推拿。此前,他曾从事盲人推拿工作十余年。拜师后,他花了十多年的时间,几乎每天都以眼睛贴着书本的距离,艰难地啃下了一本本难懂的医书。为了体验肢端推拿的疗效,他先在自己的身体上做了数千次的肢端推拿试验。为了增强体力,他坚持数十年练习推拿基本功法,增强身体体能。

强华认识到骨骼系统对维持人体形态至关重要,骨骼及骨关节的位置异常会影响周围肌肉、相关内脏等的功能状态,而这些异常可能源于外伤、先天发育不良或姿势不正确等。他尝试将中医整体观念、经络学说与现代医学的微循环及神经反射理论相结合,探索肢端推拿的作用机制。他认为,肢端推拿可能通过刺激末梢神经和穴位,影响气血运行,调节相关组织器官的功能,最终达到改善身体状态的目的。

强华曾接诊过一位52岁的男性患者,患者自诉中学时曾因打篮球脚踝严重扭伤休息过半个月。强华仔细检查后,认为患者的问题可能与颈椎有关。强华将他的踝关节复位,又对他的膝关节、髋关节、腰椎、胸椎、颈椎等进行了骨骼与经络梳理。经过3次肢端推拿,他的颈椎也康复了。

强华还曾接诊过一位长期失眠、烦躁、食欲不振的教授。经强华诊断该患者是寒邪伤及脾胃。经过数月十多次的肢端推拿,该教授食欲增加,睡眠好转,精神状态有所改善。

强华还运用肢端推拿为脑梗死、肩周炎等患者进行过调理。患者的症状均有所改善。

据此,强华总结了肢端推拿的特点。身体末端部位,也就是手部、脚部以及头面部,是身体经络的源头,也是身体的门户。当身体在健康状态下,这个门户就处于通透的状态。比如小孩子刚出生时,双手处于紧握的状态,并且手脚都很容易出汗。但是当一个人受到外协侵袭导致疾病状态时,身体末端这个门户就会有不同程度关闭,此时手心、脚心的皮肤就会处于干瘪、冰凉、僵硬的状态,体内存有的大量病气、寒气及阴气等就无法排除体外。这样就可以从手心、脚心是否出汗来断定肢端部位也就是人体的门户的开合状态。当身体末端的门户关闭时,身体内的病气、寒气、阴气无法排出体外,容易导致体内脏器能量失衡,出现各种症状。

一位13岁的男孩因脊柱侧弯就诊。强华在进行评估时注意到孩子的背部和腰部存在异常,并询问孩子母亲相关病史及既往经历。孩子的母亲提到孩子小时候曾经历过父母经常争吵的家庭环境,并表示孩子当时经常处于恐惧之中。强华说,父母的争吵可能会对孩子的心理健康造成不良影响,和谐的家庭氛围有利于孩子的身心健康。强华建议孩子的父母改善家庭关系,并建议孩子接受专业的脊柱侧弯治疗。后来,随着家庭关系的改善,以及接受强华的正骨治疗,孩子的脊柱严重侧弯慢慢恢复了正常状态。

脑梗死是严重危害老年人健康的常见疾病。一位耄耋老人脑梗死后出现双脚无力(走路不稳)、左手僵直等症状。经过强华近十次肢端推拿后,老人的下肢肌力有所恢复,上肢活动功能也有所改善。

肩周炎、腰腿关节疼痛以及其他慢性疾病在中老年人群中较为常见。一位老人自述患肩周炎 3 年多,伴有腰腿屈伸功能受限、下蹲困难,同时还存在慢性胃炎和睡眠障碍。在接受数次肢端推拿后,老人反馈肩关节活动度有所增加,右腿屈伸较前灵活,胃胀症状有所减轻,睡眠质量有所提高。

一位接受过泌尿科手术的患者接受了强华的肢端推拿。患者自述推拿过程中局部有热感。推拿后,患者感觉较为舒适放松。该患者术后曾预期需要较长时间恢复,而在接受三次肢端推拿后,患者表示自身状态有所改善。

爱心广施

在钱震华和强华师徒看来,医术即仁术。他们总是尽己所能,广施爱心。1986 年,上海嘉定一位农妇因视神经脊髓炎瘫痪卧床五六年,丈夫背着她四处求医,花光积蓄却不见好转。钱震华得知后,每周日都前往嘉定徐行,为她进行推拿治疗,往返车程超过六小时。两个多月后,农妇的症状显著缓解。钱震华起初分文未取,最后盛情难却,只象征性地收了 5 元钱。

一位正在读技校、靠做兼职补贴家用女学生,因意外扭伤了腰。钱震华不仅免费为她治疗,还细心地买了些营养品,亲自送她回家。看到女孩家境贫寒,他悄悄地留下一些钱,帮助她渡过难关。

强华同样古道热肠,曾先后到山西大同、陕西延安、江苏扬州、福建厦门等地义诊。例如,他曾为一位患有某种关节疾病的山区女大学生义诊,并在她大学期间资助了数万元学费。此外,他还向慈善机构捐款数万元,用于帮助残疾人。他的精湛医术和乐善好施之举,不仅被上海多家报刊杂志报道,还在"学习强国"平台上有所呈现。同时,他还加入了上海炎黄文化研究会,深入研究肢端推拿,致力于让传统中医这朵奇葩绽放得更加绚丽。

附录3　媒体报道之二:《推拿——生理与心理调节的有效结合》①

中医推拿手法作为中华民族传统的养生保健与治疗疾病的方法,已经存在数千年。在推拿治病过程中,推拿医师的双手是医师与患者之间的媒介,推拿手法治疗通过特定的手法刺激患者的经络穴位,疏通经络,调和气血,从而调节人体的生理功能,达到治疗疾病的目的。推拿手法还可以调整患者体内筋骨的位置与结构,使患者体内阴阳平衡,气血和顺。

中医推拿的核心作用在于疏通经络、调和气血。笔者曾运用推拿手法辅助治疗一位溃疡性结肠炎患者。该患者因久坐劳倦而症状加重,每日腹泻近20次,体重骤降。《黄帝内经》有云"久坐伤肉",笔者在为其推拿腹部时,明显感觉到腹部肌肉紧张僵硬。然而,经过几次推拿后,患者腹部逐渐放松变软,症状得以缓解,精气神也显著提升。经过4个月的综合调理,患者体重逐步回升,症状明显改善。

推拿还具有调神的作用。神与人的精神、意识、思维活动及心理状态密切相关。一个人在生大病之前往往有过度劳累,或受各种不良情绪影响,如愤怒、紧张、郁闷、焦虑,严重者甚至精神恍惚、错乱。长期不良的情绪可能影响人体正常功能,容易诱发各种疾病,尤其是疼痛和炎症。在这种情况下,推拿手法可改善肌肉、筋膜、关节的僵硬与错位,达到关节归位、筋柔气顺、气血通畅的效果,进而改善心理状态。笔者曾经在给一位抑郁症患者检查时发现,其全身多处肌肉关节僵硬,脊椎关节多处移位变形,情绪低落、少气懒言,自述食少便溏、失眠多梦,痛苦不堪。经了解,患者近年来工作压力大,家庭矛盾较多,经常心绪不宁、精神紧张。治疗时,笔者首先放松其全身筋骨,通过推拿手法调整全身关节,柔和筋脉,疏通气血。第一次治疗后,患者感觉心中的压力有所减轻。经过几次推拿并配合攀谈治疗后,患者面容逐渐放松,开始出现笑容,对生活恢复信心。经过八次推拿后,患者感到心情明显放松。由此可见,推拿不仅是医者与患者之间的肢体接触,更是改善患者身心状态、提升生活质量的过程。

---

① 修改自:强华. 推拿——生理与心理调节的有效结合[N]. 上海中医药报,2024-06-28(6).

现代社会竞争压力大,人们往往不自觉地忽视或压抑自己的身体感受,甚至忽视来自自身的身体信号。患者在接受推拿治疗后会先感受到冷、热、麻、胀、酸、痛等感觉,随后感到躯体舒适,神清气爽,动作协调,这些都是身体感知的敏锐度和身心状态恢复的表现。在实施推拿手法时,患者的身体往往会有意无意地随着推拿师的手法动作而起伏。因此,患者接受推拿手法治疗后,需静静地在治疗床上休息一会,以使体内气血平衡,心神回归。受劳累等因素影响,这种身心的平衡状态容易被打破,需通过推拿再次恢复和平衡。身心不断调和的过程,既可以带来躯体舒适,更能使人精神愉悦。推拿能帮助人们达到一种身心和谐的状态,内心平静无波,外形亦显得自然流畅。日常生活中,有些人对自身某个部位或器官所在位置并不明确,甚至缺乏感觉,这通常是因为人们平时缺乏对身体的细致观察和感知。但当这些部位或器官出现问题后,人们在推拿过程中便能较清晰地感知到相关部位的紧张、僵硬或疼痛等反应,如胃痛患者接受推拿时,即可逐渐感受到胃的位置及其不适感。

"无病即是福,有病需早治",是古代医家对健康的朴素认识。通过推拿使自己恢复健康,人们能更加深刻地体会到中华民族传统的养生保健与疾病治疗方法既实用又充满智慧,这样的智慧永不过时。